まちがいさがしは 脳を瞬間的・総合的に強化できる極めて高度な脳トレ

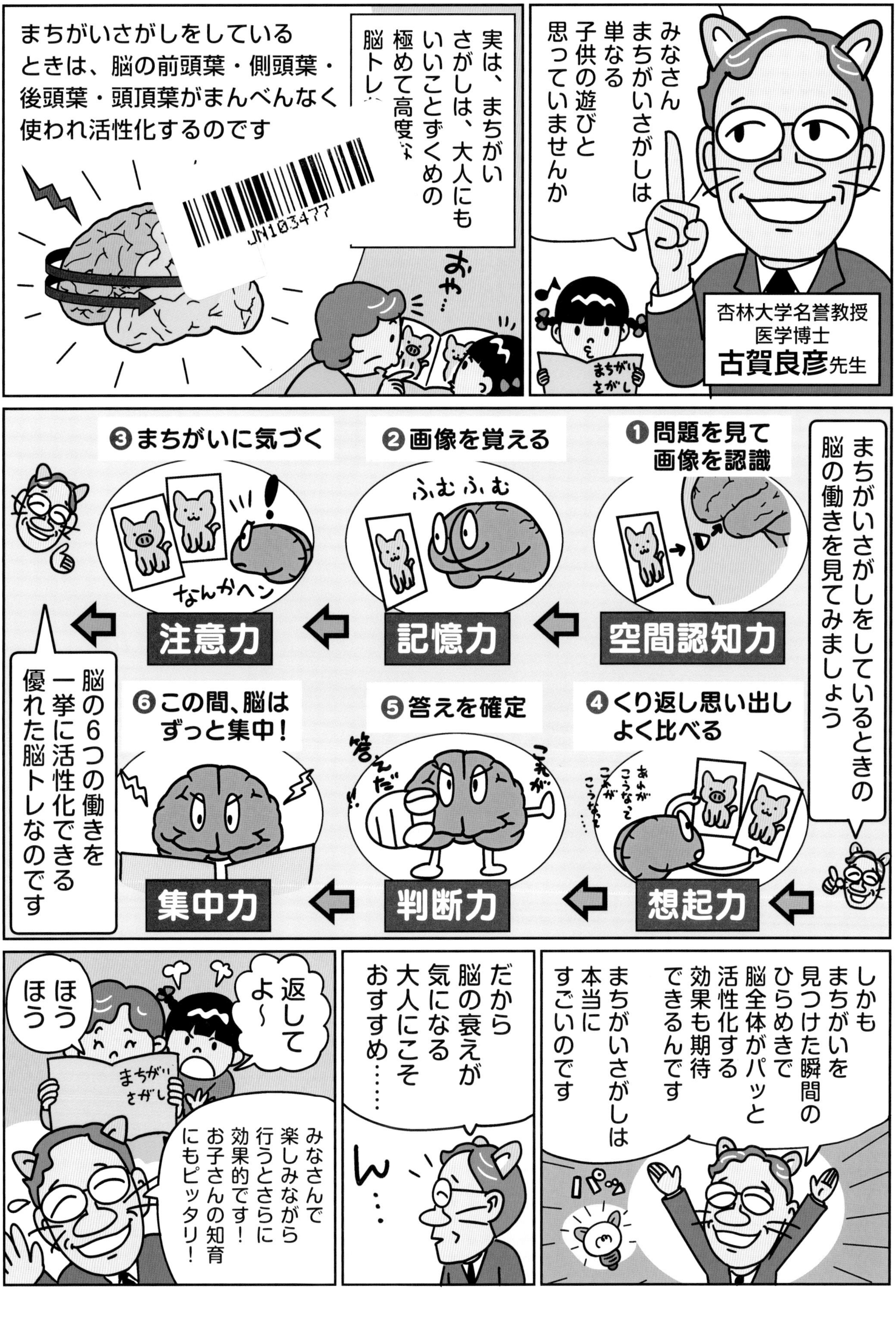
みなさん まちがいさがしは 単なる 子供の遊びと 思っていませんか
杏林大学名誉教授
医学博士
古賀良彦先生
まちがい さがし
実は、まちがいさがしは、大人にもいいことずくめの極めて高度な脳トレ
まちがいさがしをしているときは、脳の前頭葉・側頭葉・後頭葉・頭頂葉がまんべんなく使われ活性化するのです
おや…
まちがいさがしをしているときの脳の働きを見てみましょう
❶問題を見て画像を認識
空間認知力
❷画像を覚える
ふむふむ
記憶力
❸まちがいに気づく
なんかヘン
注意力
❹くり返し思い出しよく比べる
あれが こうなって これが こうなって……
想起力
❺答えを確定
答えだ
これが
判断力
❻この間、脳はずっと集中!
集中力
脳の6つの働きを一挙に活性化できる優れた脳トレなのです
しかもまちがいを見つけた瞬間のひらめきで脳全体がパッと活性化する効果も期待できるんです
まちがいさがしは本当にすごいのです
パッ
だから脳の衰えが気になる大人にこそおすすめ……
ん…
返してよ~
ほう ほう
まちがい さがし
みなさんで楽しみながら行うとさらに効果的です! お子さんの知育にもピッタリ!

「まちがいさがし」は単なる子供の遊びではなく、衰えやすい6大脳力が一挙に強まるすごい脳トレ

本当はすごい「まちがいさがし」

誰もが一度は楽しんだ経験がある「まちがいさがし」。**大人も子供もつい夢中**になってしまう不思議な魅力があることは、よくご存じでしょう。

実は、このまちがいさがし、**単なる「子供の遊び」ではない**ことが、脳科学的に明らかにされつつあります。何を隠そう、**脳のさまざまな部位の働きを瞬間的・総合的に強化できる、極めて高度な脳トレ**であることがわかってきたのです。

普段の生活で**テレビばかりみて**いたり、**ずっとぼんやり**していたりすると、脳はどんどん衰えてしまいます。記憶力が衰えて**物忘れ**が増えたり、集中力が低下して**飽きっぽく**なったり、注意力や判断力が弱まって**うっかりミス**が生じたり、感情をコントロールできなくなって**怒りっぽく**なったり、**やる気が減退**したりしてしまうのです。

そうした脳の衰えを防ぐ毎日の習慣としてぜひ取り入れてほしいのが、まちがいさがしです。脳は大きく4つの領域（前頭葉・頭頂葉・側頭葉・後頭葉）に分けられますが、まちがいさがしを行うと、その**すべての領域が一斉に活性化する**と考えられるからです。

まちがいさがしで出題される絵や写真の視覚情報はまず脳の**後頭葉**で認識され、**頭頂葉**で位置関係や形などが分析されます。次に、その情報は**側頭葉**に記憶されます。その記憶を頼りに、脳のほかの部位と連携しながら、意識を集中させてまちがいを見つけ出すのが、思考・判断をつかさどる脳の司令塔「**前頭葉**」の働きです。

あまり意識することはないと思いますが、まちがいさがしは、**脳の4大領域を効率よく働かせることができる稀有《けう》な脳トレ**でもあるのです。

まちがいさがしをするときの脳の各部位の働き

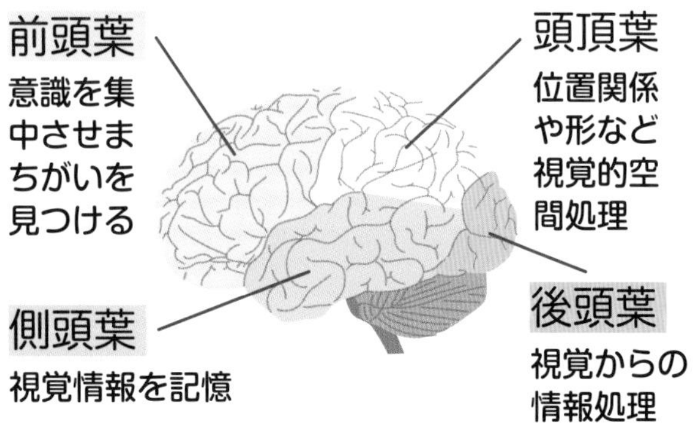

前頭葉
意識を集中させまちがいを見つける
頭頂葉
位置関係や形など視覚的空間処理
側頭葉
視覚情報を記憶
後頭葉
視覚からの情報処理

記憶力など6つの脳力を瞬間強化する高度な脳トレ

まちがいさがしが脳に及ぼす効果について、さらにくわしく見ていきましょう。

まず、まちがいさがしは脳トレのジャンルの中で、「**記憶系**」に分類されます。問題を解くには記憶力が必要になると同時に、まちがいさがしを解くことによって記憶力が強化されるのです。

実際に、2つ並んだ絵や写真からまちがい（相違点）を見つけるには、以下のような脳の作業が必要になってきます。

第一に、2つの絵や写真の細部や全体を視覚情報としてとらえ、一時的に覚える必要が出てきます。ここには「**空間認知**」と「**記憶**」の働きがかかわってきます。

第二に、直前の記憶を思い起こして、記憶にある視覚情報と今見ている絵や写真との間に相違点がないかに意識を向けていくことになります。ここで「**想起**」と「**注意**」の働きが必要になります。

第三に、相違点が本当に相違点であると気づくには、確認作業と「**判断**」力が必要になります。

そして、こうした一連の脳の働きを幾度となくくり返すためには、相応の「**集中**」力を要します。

つまり、まちがいさがしを解く過程では、主に**①記憶力（覚える力）**だけでなく、**②集中力（関心を持続する力）**、**③注意力（気づく力）**、**④判断力（正しく認識・評価する力）**、**⑤想起力（思い出す力）**、**⑥空間認知力（物の位置や形状、大きさを認知する力）**という「**6大脳力**」が総動員されるのです。

脳はある意味で筋肉と似ています。何歳になっても、使えば使うほど強化されます。つまり、まちがいさがしは、年とともに衰えやすい「6大脳力」を一挙に強化できる、極めて高度な脳トレだったのです。私が冒頭で「単なる子供の遊びではない」といった理由は、ここにあるわけです。

まちがいを見つけた瞬間 脳全体がパッと活性化

それだけではありません。まちがいさがしが優れているのは、「あ、ここが違う！」と気づいた瞬間に、一種の喜びに似た感覚を伴う「**ひらめき**」が生まれることです。このひらめきがまた、脳にとって最良の刺激になるのです。

新しいアイデアを思いついた瞬間、悩み事が解決した瞬間、何かをついに成し遂げた瞬間など、私たちがひらめきをひとたび感じると気分が高揚し、その瞬間に脳は一斉に活性化するのです。みなさんもこうした経験をしたことがあるでしょう。暗い気持ちがパッと晴れるような、暗闇の中、電球の明かりがパッと光るような、そんな感覚です。

まちがいさがしは、こうした**ひらめきに似た感覚を日常で手軽に体験できる優れた脳トレ**でもあるのです。

本書のまちがいさがしには、1問につき5つのまちがいが隠れています。つまり、ひらめきに似た感覚を体験できるチャンスが、1問につき5回も用意されているのです。

ねこのかわいい表情やしぐさに ときめきを感じて癒される脳活

まちがいさがしの脳活効果

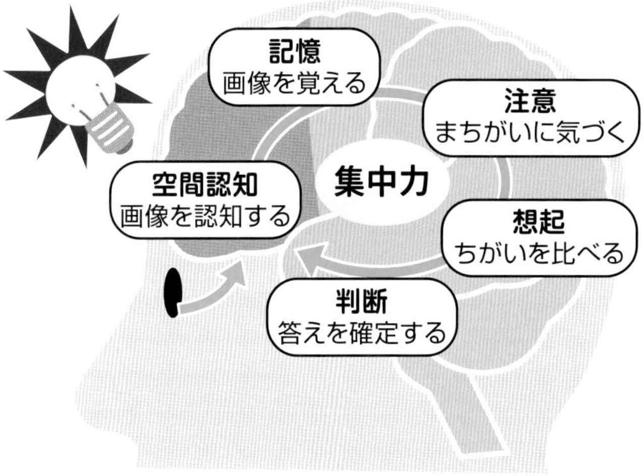
記憶
画像を覚える
注意
まちがいに気づく
空間認知
画像を認知する
集中力
想起
ちがいを比べる
判断
答えを確定する

おまけに、本書のまちがいさがしの題材は、みんな大好きな「**ねこの写真**」。表情豊かなねこたちの愛くるしい瞬間が集められています。

暗いニュースが多い昨今、**かわいさを極めたねこたちの表情やしぐさ**を見るだけで、**思わず顔がほころび、心が癒され、暗い気持ちがフッと軽くなる**のではないでしょうか。イライラや不安などネガティブな感情も、知らないうちに晴れやかで前向きな気分になっているかもしれません。

ねこなどの動物のかわいらしい姿を見ることは、人間の根源的な感情に働きかけて、**気持ちを明るく前向きに整えてくれる不思議な癒し効果**があるように思えてなりません。事実、**認知症の患者さんたちに動物と触れ合ってもらったり、動物の写真を見てもらったりすると、表情がパッと明るくなり、失われていた記憶を取り戻したり、不可解な言動が減ったりすることを、日々の診療でよく経験します。**

まちがいさがしをするときは、ねこたちのフワフワとした毛並みの感触、ゴロゴロとのどを鳴らしながらスヤスヤ眠るようす、どんな鳴き声を発しているのかなど、写真では得られない情報にも**想像**を巡らせてみるのもいいでしょう。脳全体のさらなる活性化につながるはずです。

さらに、まちがいさがしをするときは、一人でじっくり解くのもいいですが、家族や仲間とワイワイ競い合いながら取り組むのもいいでしょう。「ねこってこんな行動をするよね」「ここがかわいいよね」と、**ねこの話に花を咲かせながら取り組むと、自然と円滑なコミュニケーションが生まれ、脳にとってさらにいい効果が期待**できます。

最近、「脳への刺激が足りない」「ついボンヤリしてしまう」「ボーッとテレビばかりみている」……そんな人こそ、まちがいさがしの新習慣を始めてみましょう。めんどうなことは何一つありません。何しろ**「にゃんと１分見るだけ！」**でいいのですから。それだけで、**記憶力をはじめとする脳の力を瞬時に強化**することにつながるのです。

まだ半信半疑の方は、問題に取り組んでみてください。一とおりクリアするころには、**１分以内にまちがいを探すときの「ドキドキ」と「ワクワク」、そしてねこのかわいさに思わずキュンとしてしまう「ときめき」**で、夢中になっているはずです。**ときめきを感じて癒されながら没頭して脳を活性化できるねこのまちがいさがし**は、まさに最強の脳トレの一つといっていいでしょう。

まちがいさがしの6大効果

空間認知力を強化

物の位置や形状、大きさを正確に把握する脳力が高まるので、物をなくしたり、道に迷ったり、何かにぶつかったり、転倒したり、車の運転ミスをしたりという状況を避けやすくなる。

注意力を強化

些細な違いや違和感に気づきやすくなるため、忘れ物や見落としが少なくなり、うっかりミスが防げて、めんどうな家事や仕事もまちがいなくこなせるようになる。

記憶力を強化

特に短期記憶の力が磨かれ、物忘れをしたり、物をなくしたり、同じ話を何度もしたり、仕事や料理などの作業でモタついたりすることを防ぎやすくなる。

判断力を強化

とっさの判断ができるようになるため、道を歩いているときに車や人をうまく避けられたり、スーパーなどで商品を選ぶときに的確な選択が素早くできたりする。

想起力を強化

直前の記憶を何度も思い出す必要があるので想起力が磨かれ、人や物の名前が出てこなくなったり、アレソレなどの言葉が増えたり、会話中に言葉につまったりするのを防ぎやすくなる。

集中力を強化

頭がさえている時間が長くなり、テレビのニュースや新聞の内容をよく理解できて、人との会話でも聞き逃しが少なくなる。根気が続くようになり趣味や仕事が充実してくる。

●本書のまちがいさがしのやり方●

正

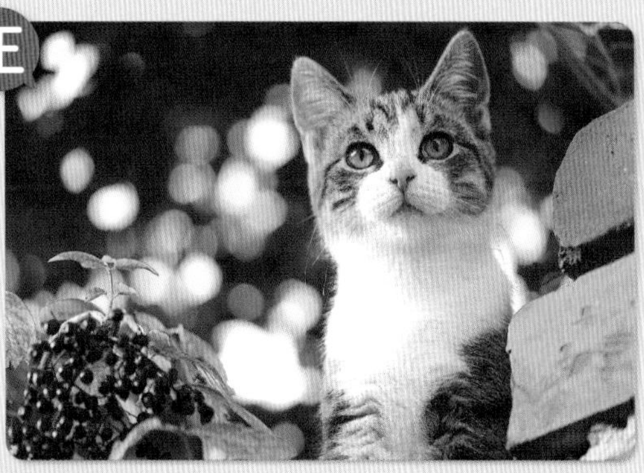

誤

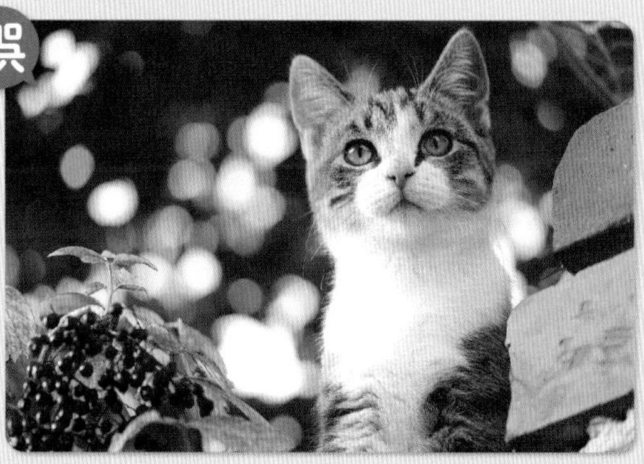

「正」と「誤」を見比べて、まず、１分間にまちがい（相違点）を何個見つけられるか数えてください。１問につきまちがいは5つ隠れています。全部見つけられなかったときは、次に、5つのまちがいをすべて見つけるまでの時間を計測してください。楽しみながら解くのが、脳活効果を高めるコツです。

1 マリリン・モンローねこ

1分で見つけた数	個
全部見つけるまでの時間	分　秒

正

やん。風が…

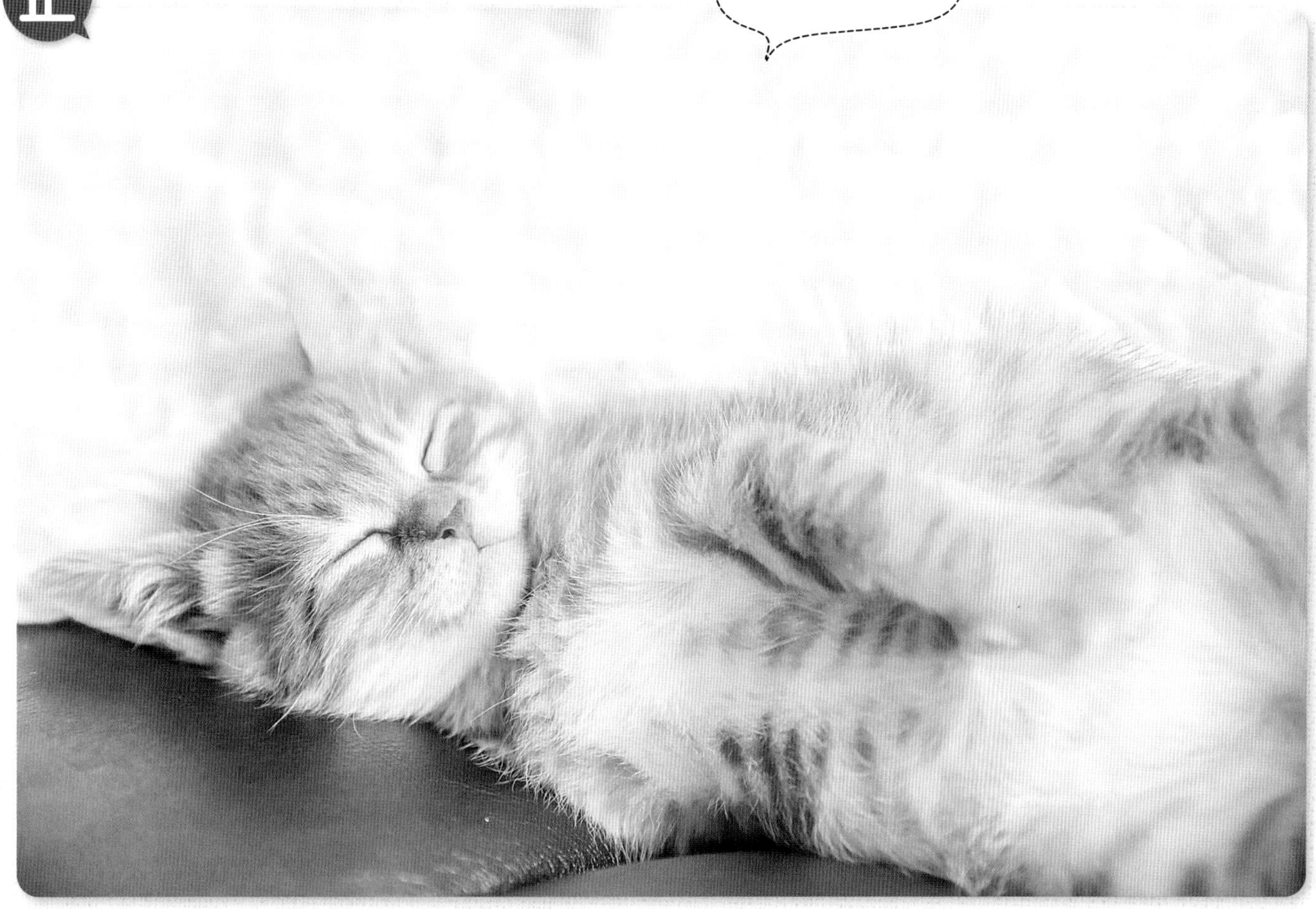

誤

まちがいは5つ。1分で探してにゃ。

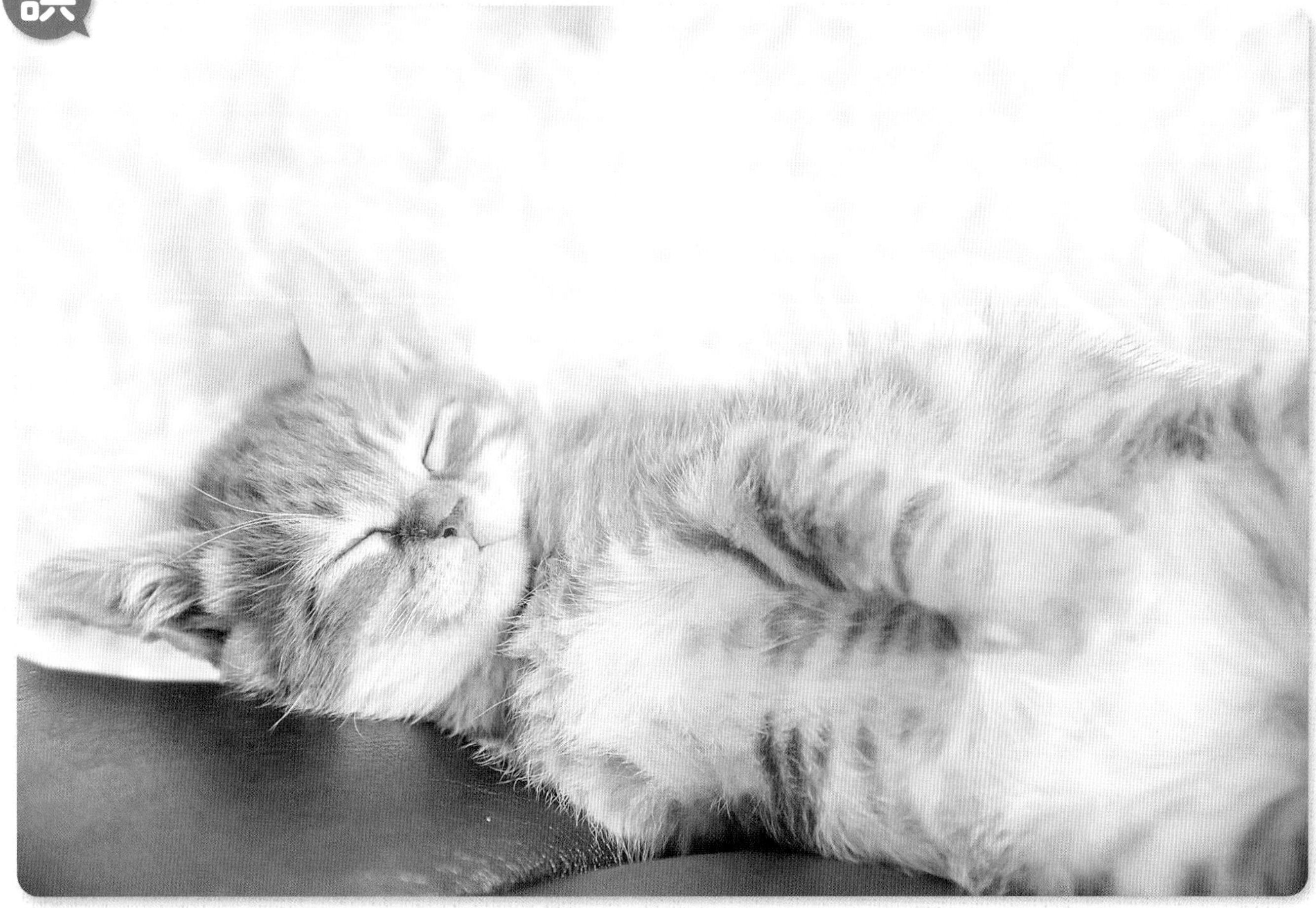

➲解答は64ページ

2 兄ねこ

あのね、この子
すぐボクのマネするの一

1分で見つけた数		個
全部見つけるまでの時間	分	秒

正

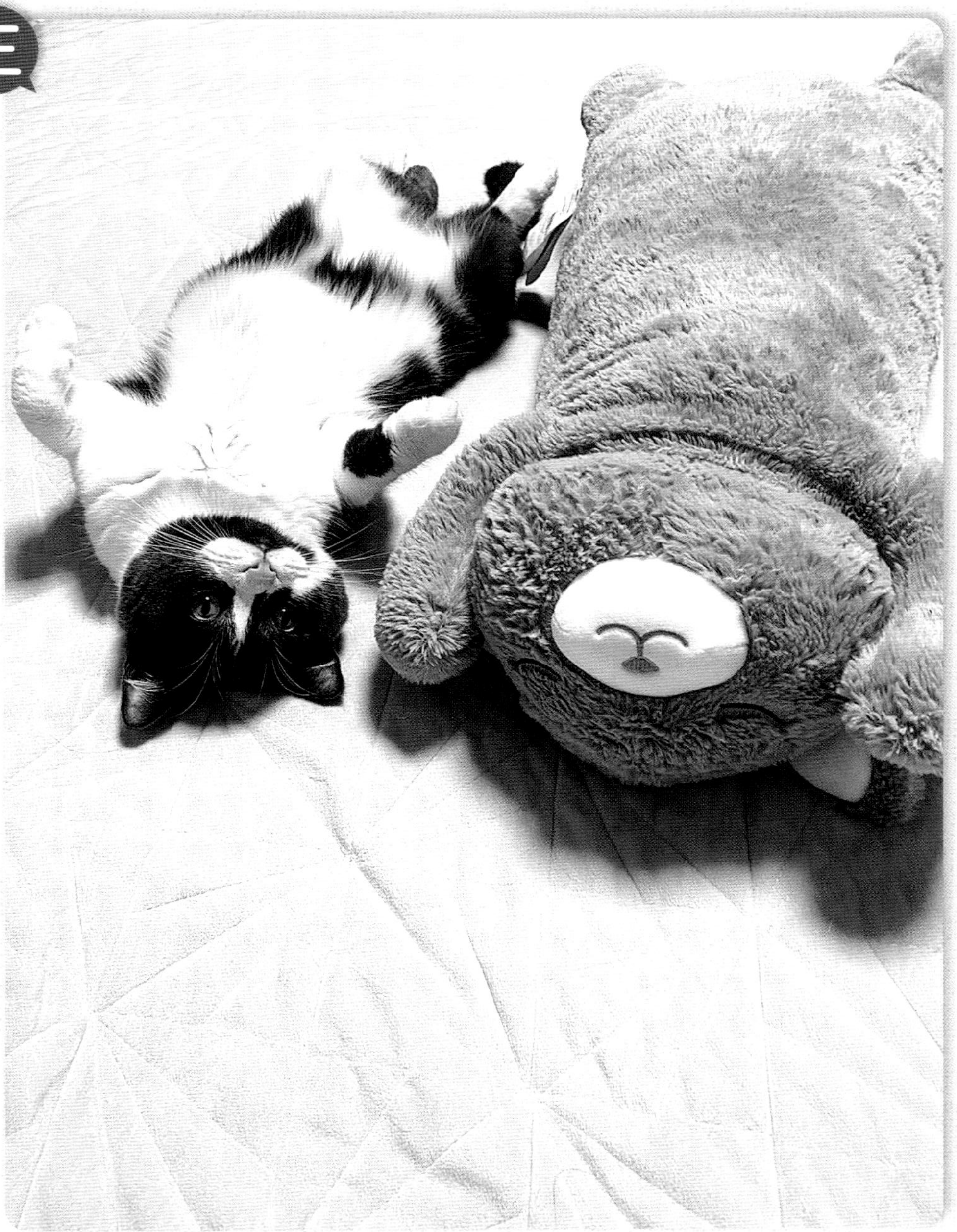

誤

まちがいは5つ。1分で探してにゃ。

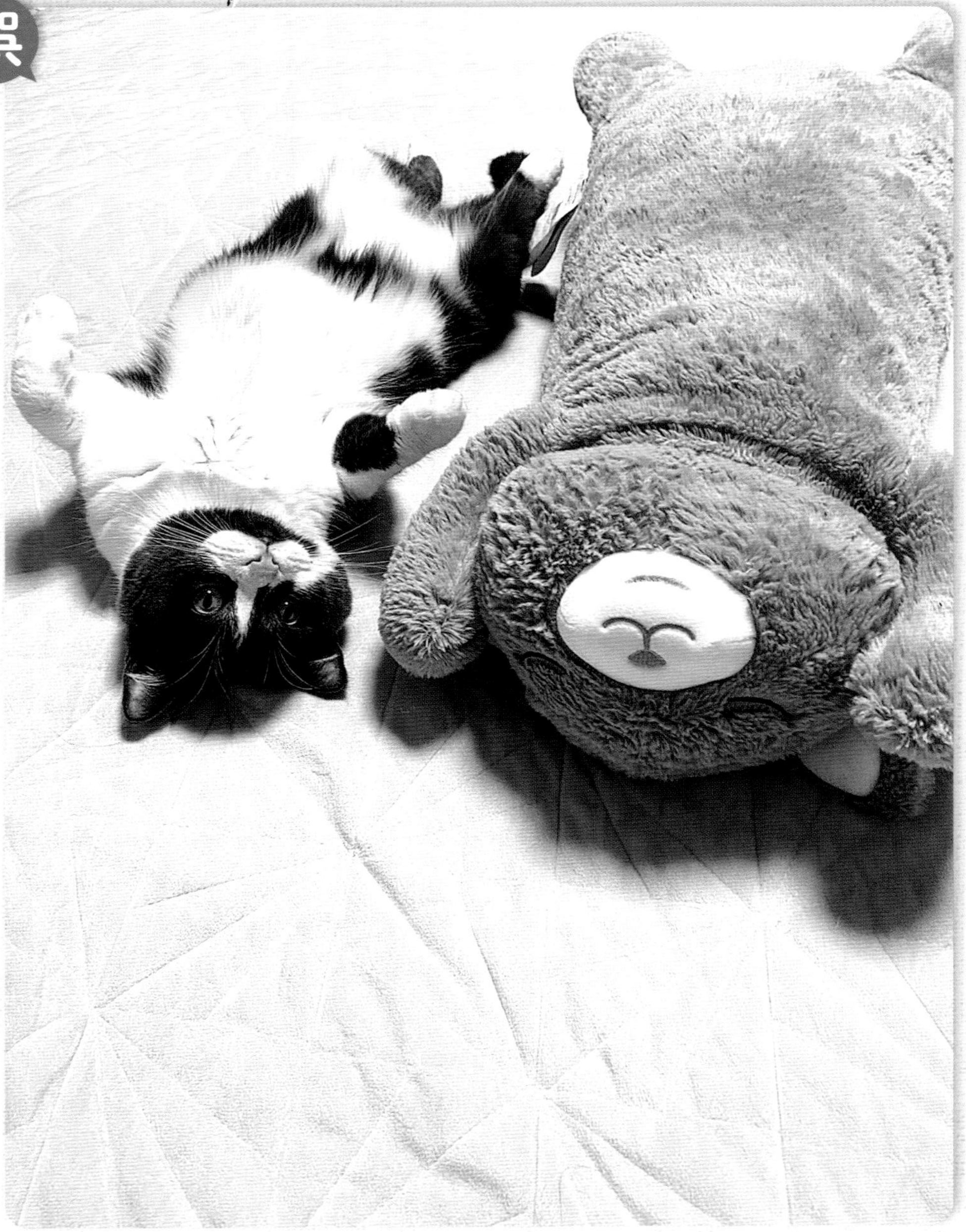

➡解答は64ページ

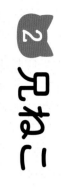

3 白雪姫ねこ

こうして寝てれば
いつか王子さまが来るにゃ

1分で見つけた数	個
全部見つけるまでの時間	分　秒

正

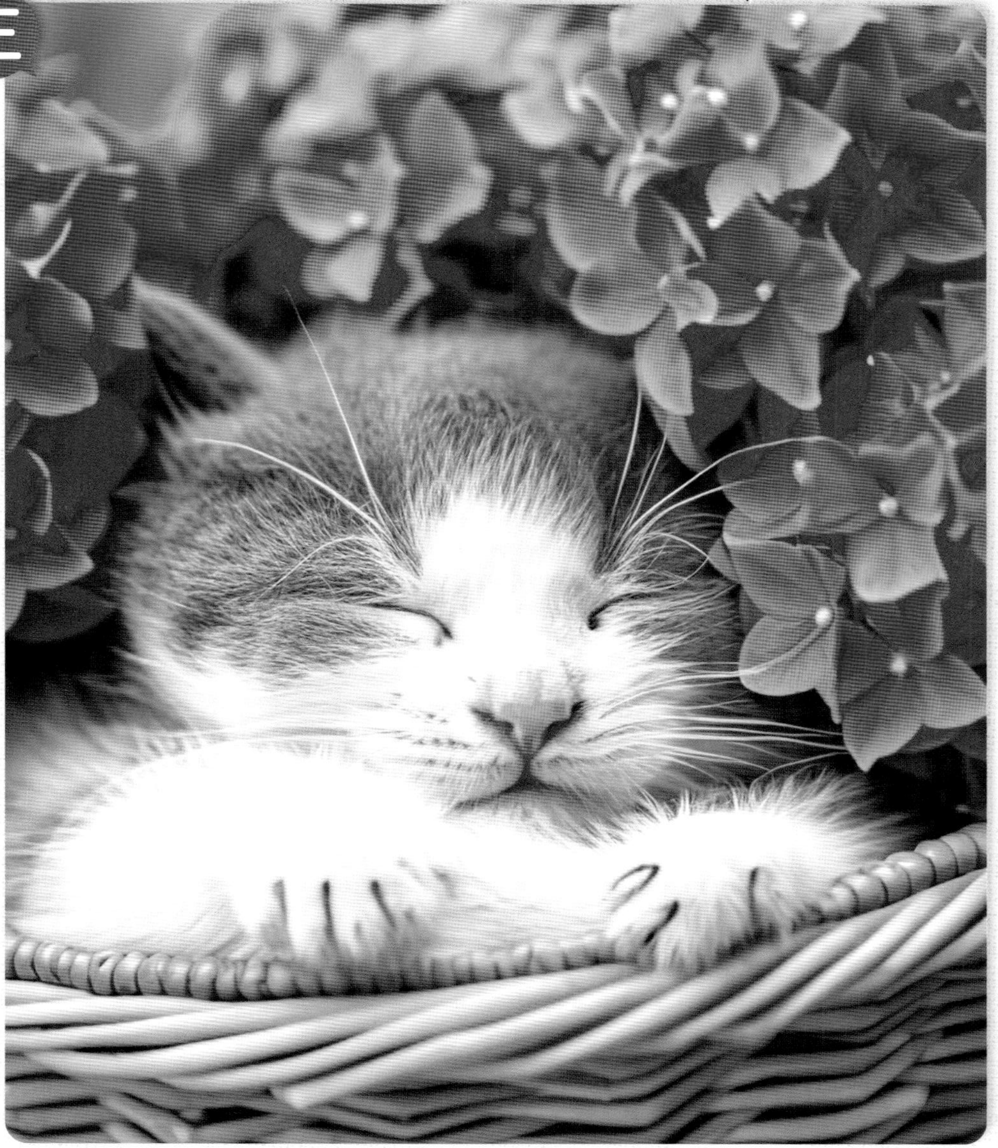

誤

まちがいは5つ。1分で探してにゃ。

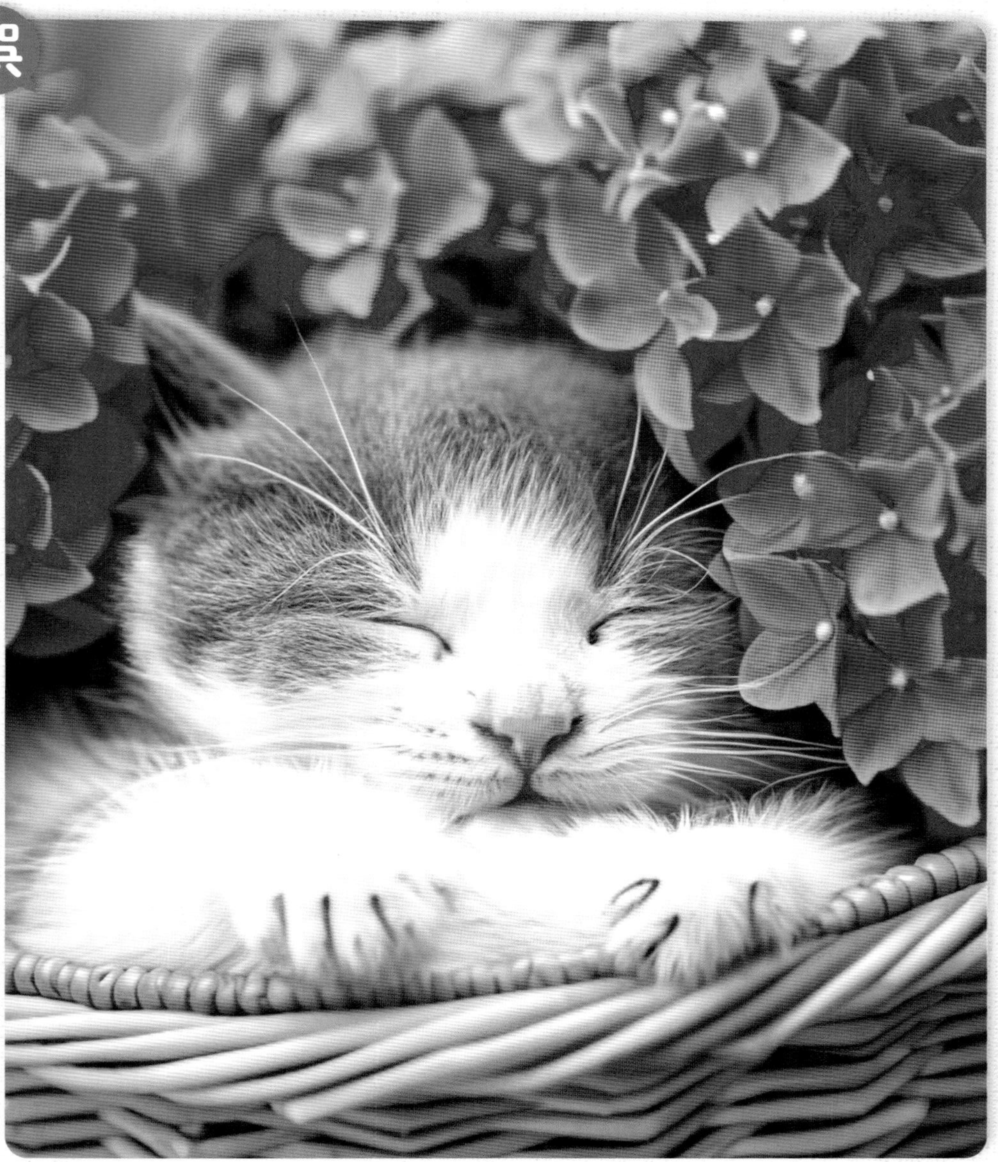

➡解答は64ページ

4 なんでねこ

帽子ピッタリなのに、
なんでマフラー
こんな大きいのにゃ

1分で見つけた数	個
全部見つけるまでの時間	分　秒

正

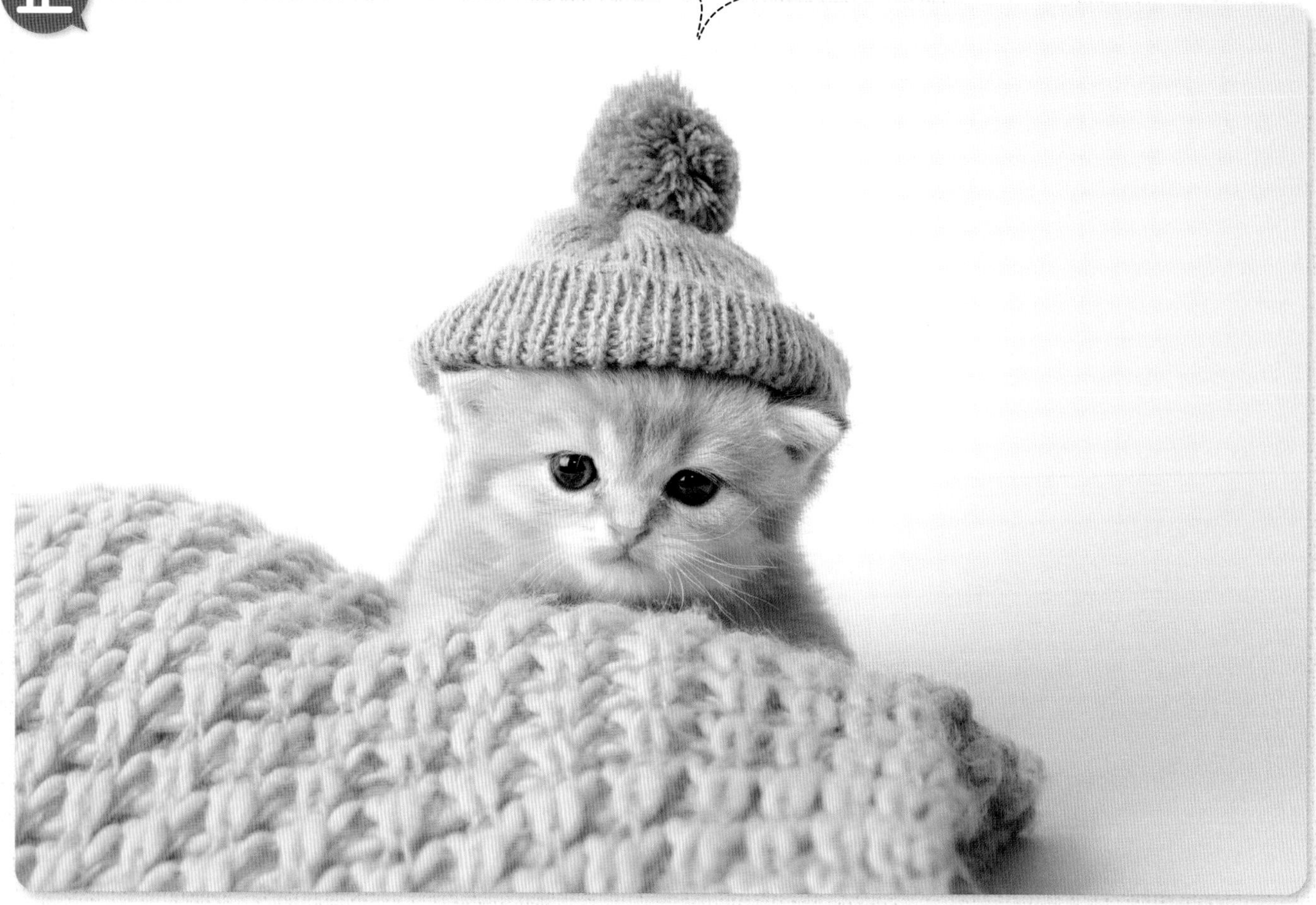

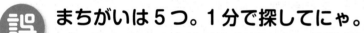

誤　まちがいは5つ。1分で探してにゃ。

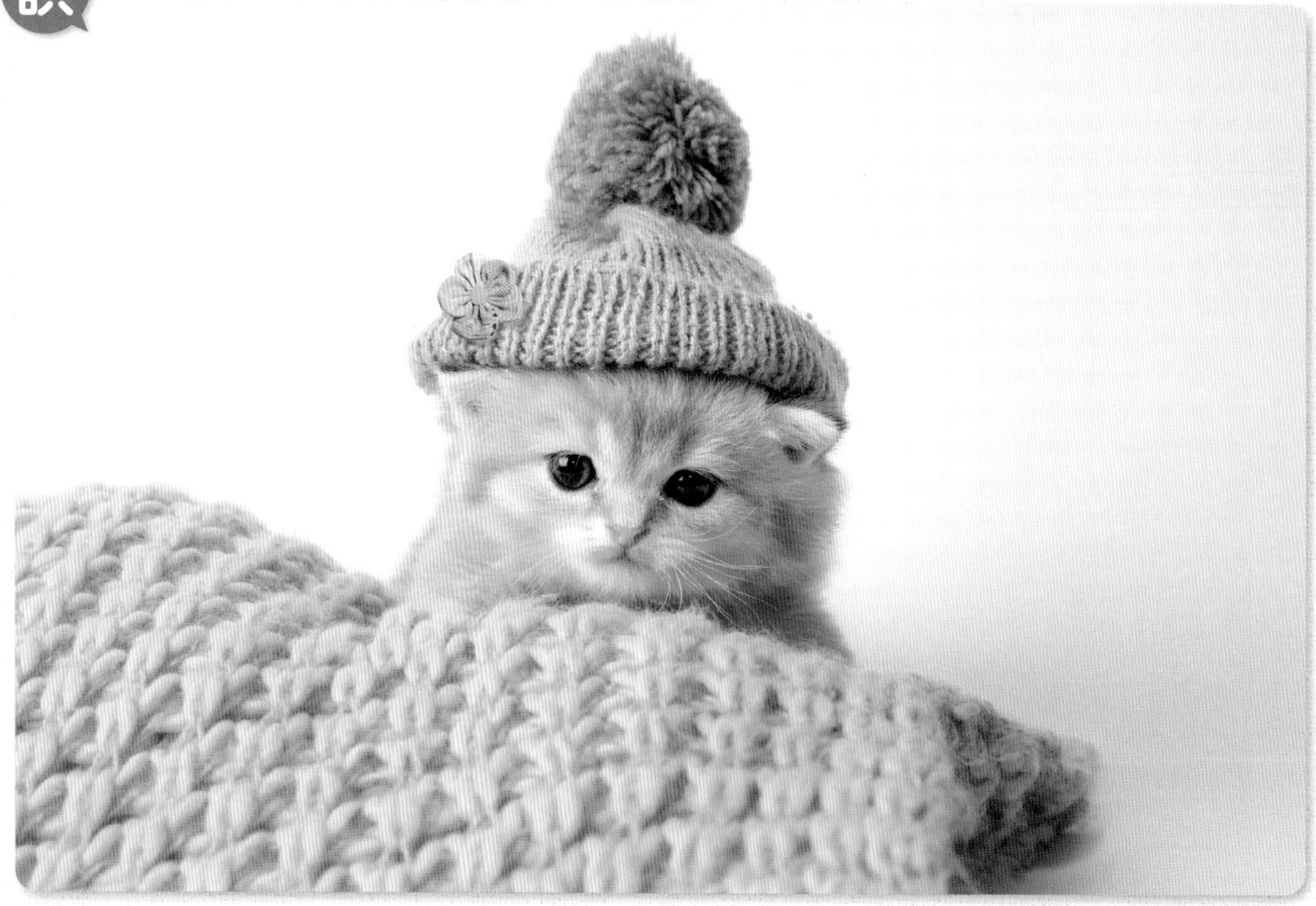

➡解答は64ページ

5 収まりがいいねこ

毛糸って
アゴ置きにも
使えるんだなぁ

1分で見つけた数	個
全部見つけるまでの時間	分　秒

正

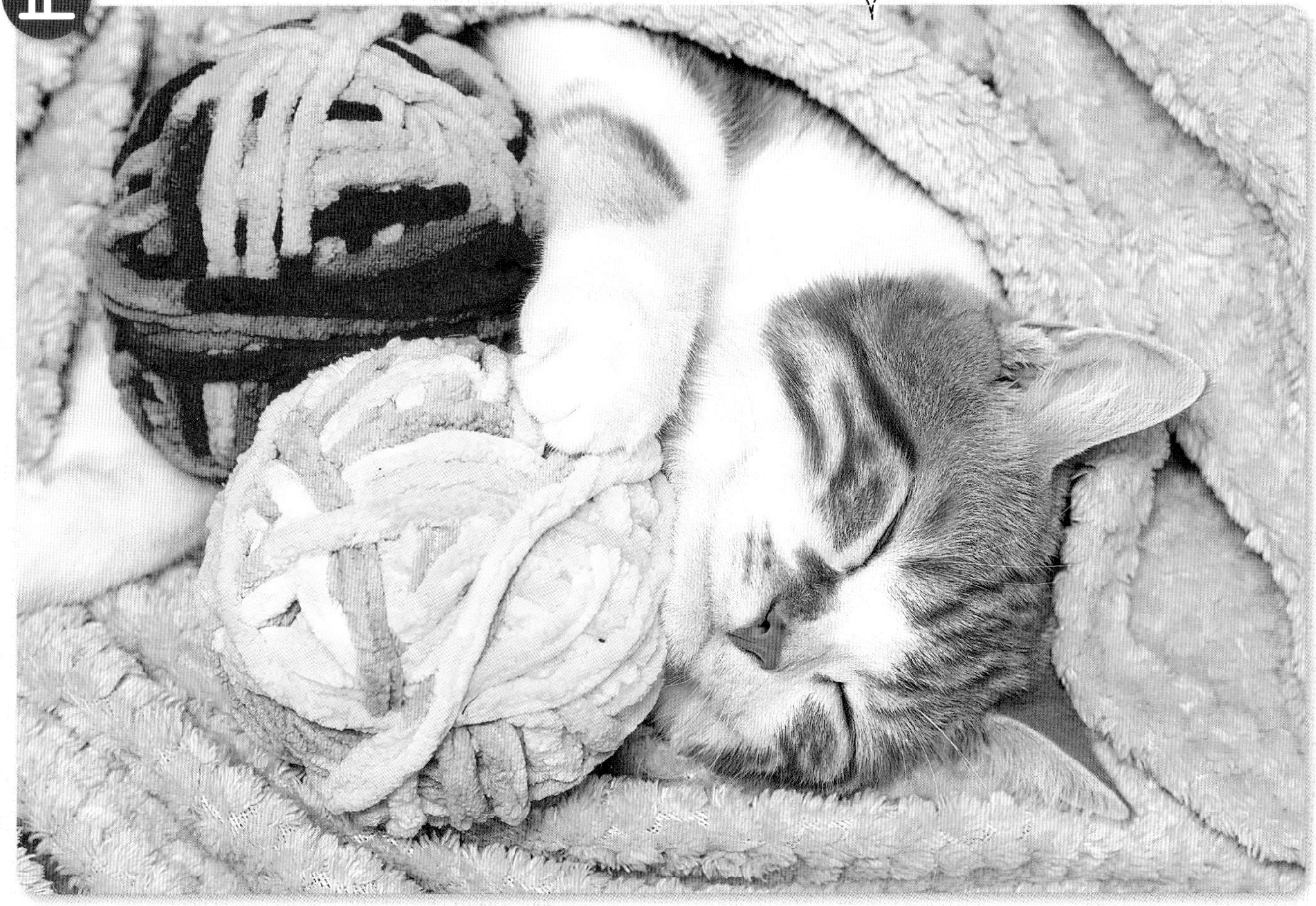

誤　まちがいは5つ。1分で探してにゃ。

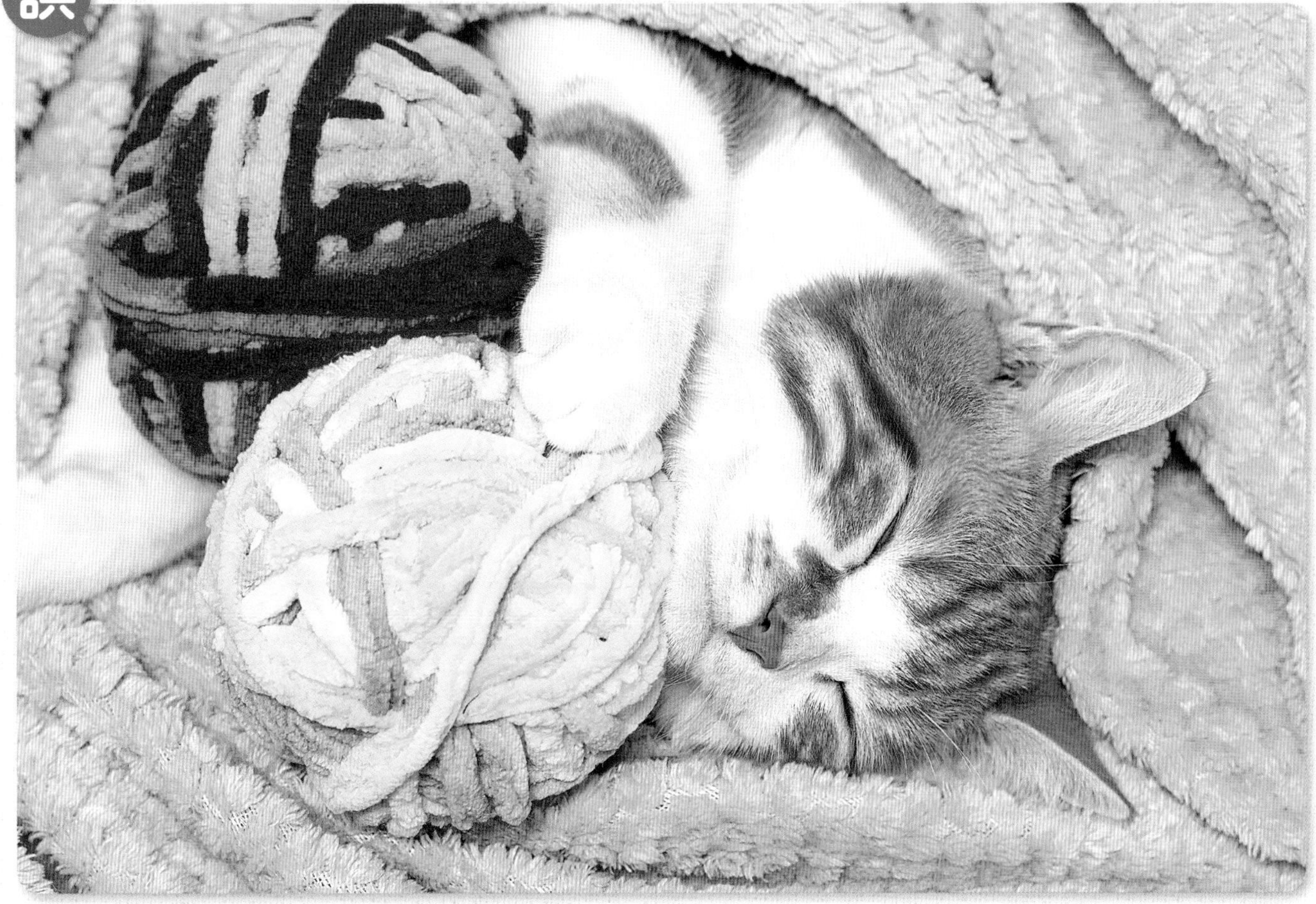

解答は64ページ

6 マイホーム買いたてねこ

にゃにぃ!? お隣に
超高層キャットタワーが
建築って?!!

1分で見つけた数	個
全部見つけるまでの時間	分　秒

正

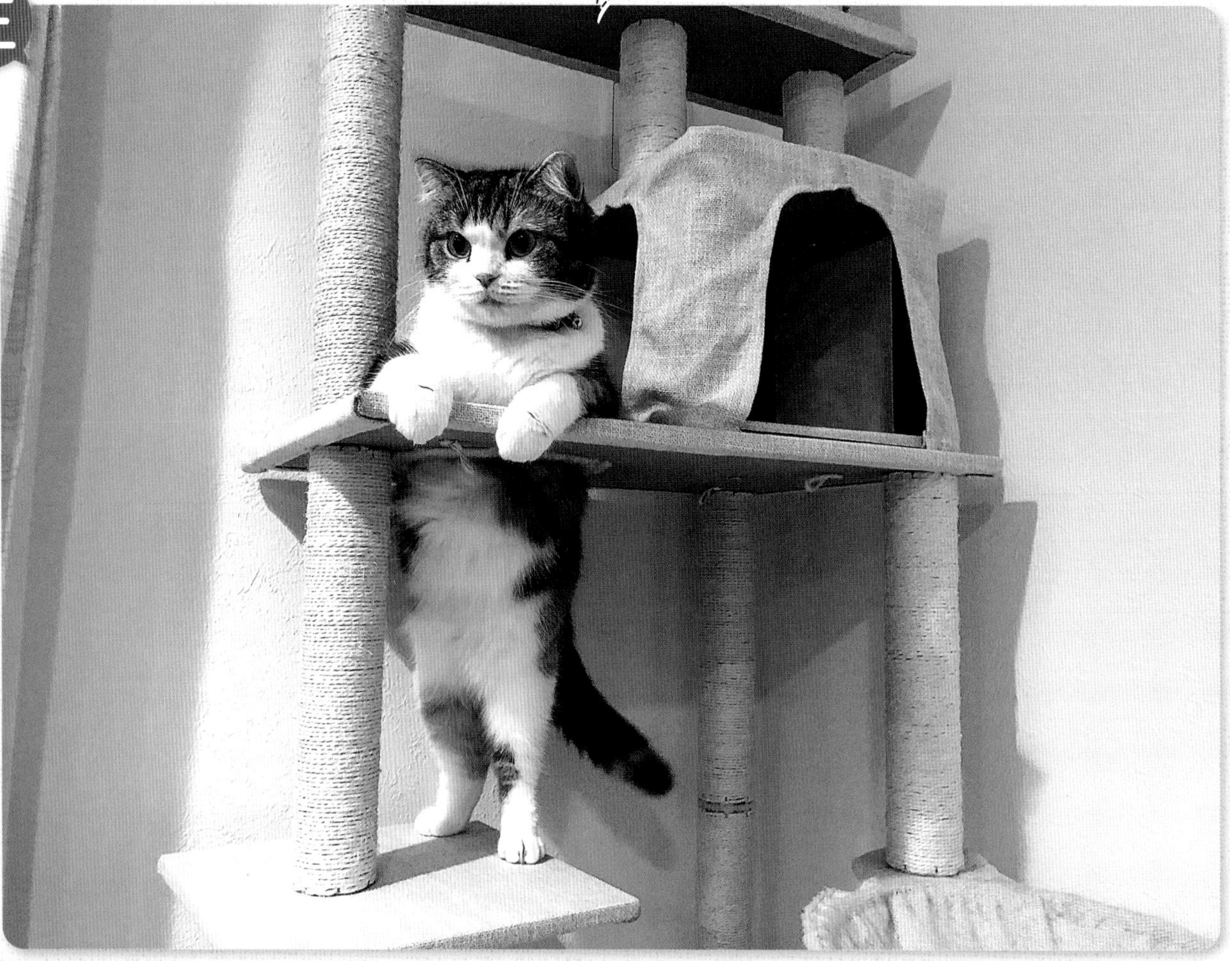

誤

まちがいは5つ。1分で探してにゃ。

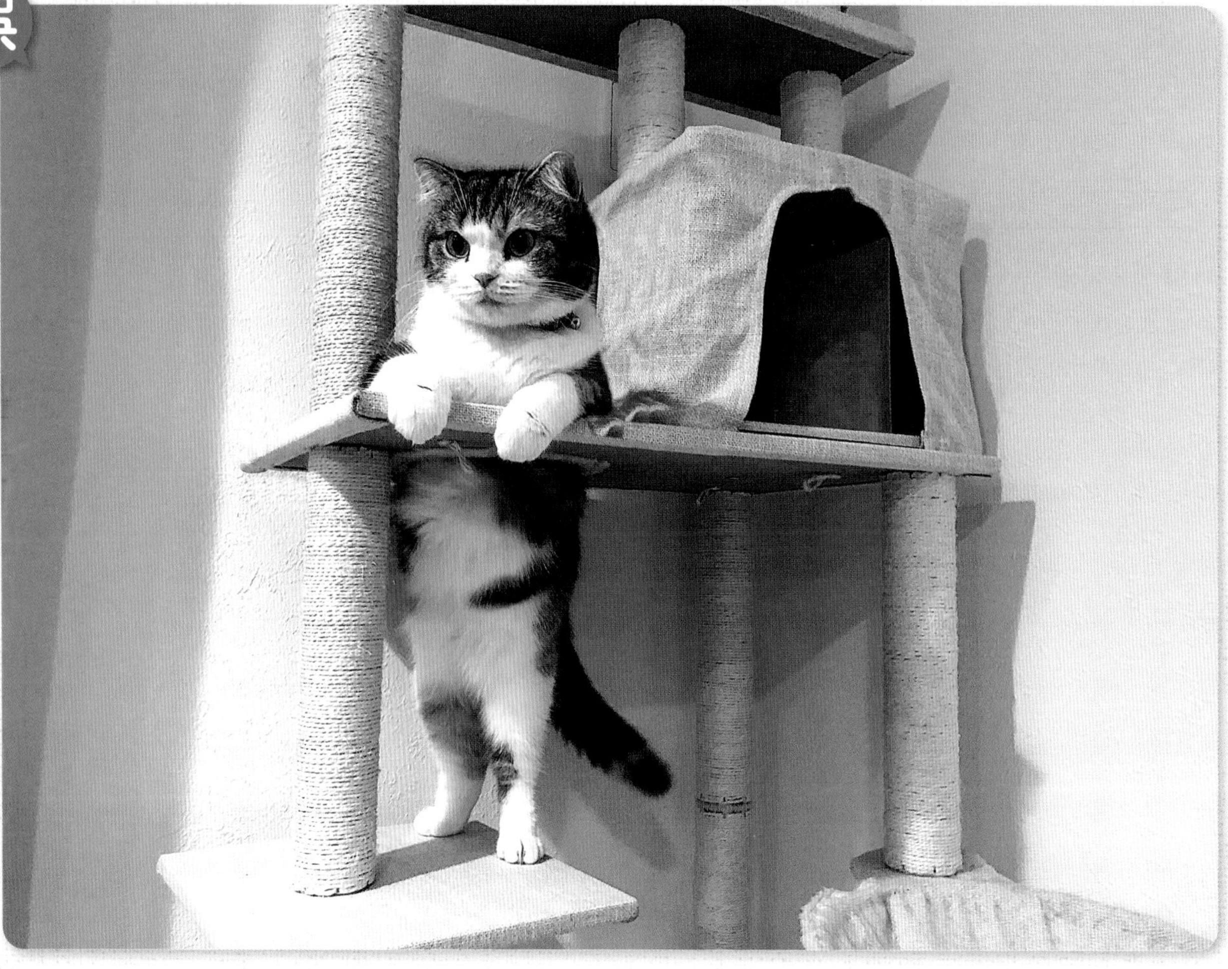

➡解答は64ページ

7 にゃんこのたま

隠してるわけじゃないけど
見つめすぎにゃ

1分で見つけた数	個
全部見つけるまでの時間	分　秒

正

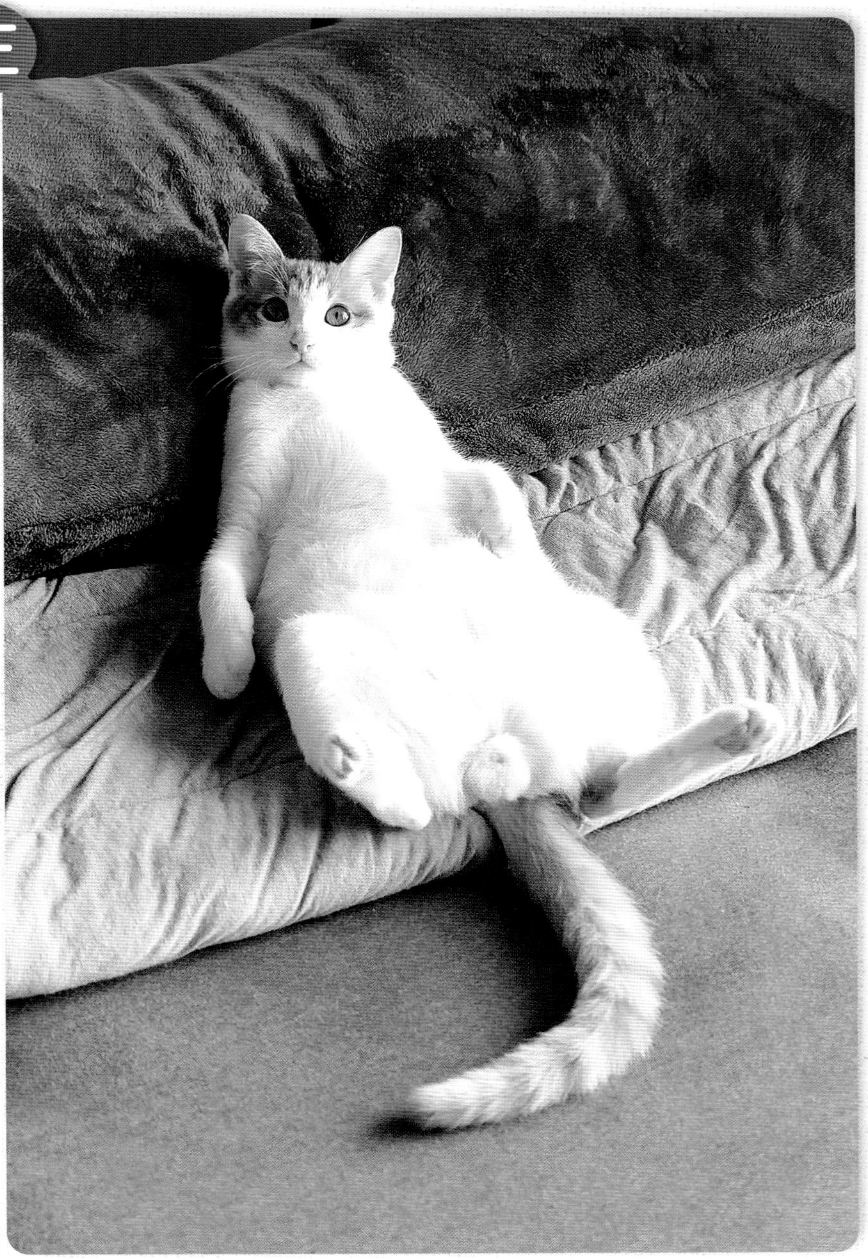

まちがいは5つ。1分で探してにゃ。

誤

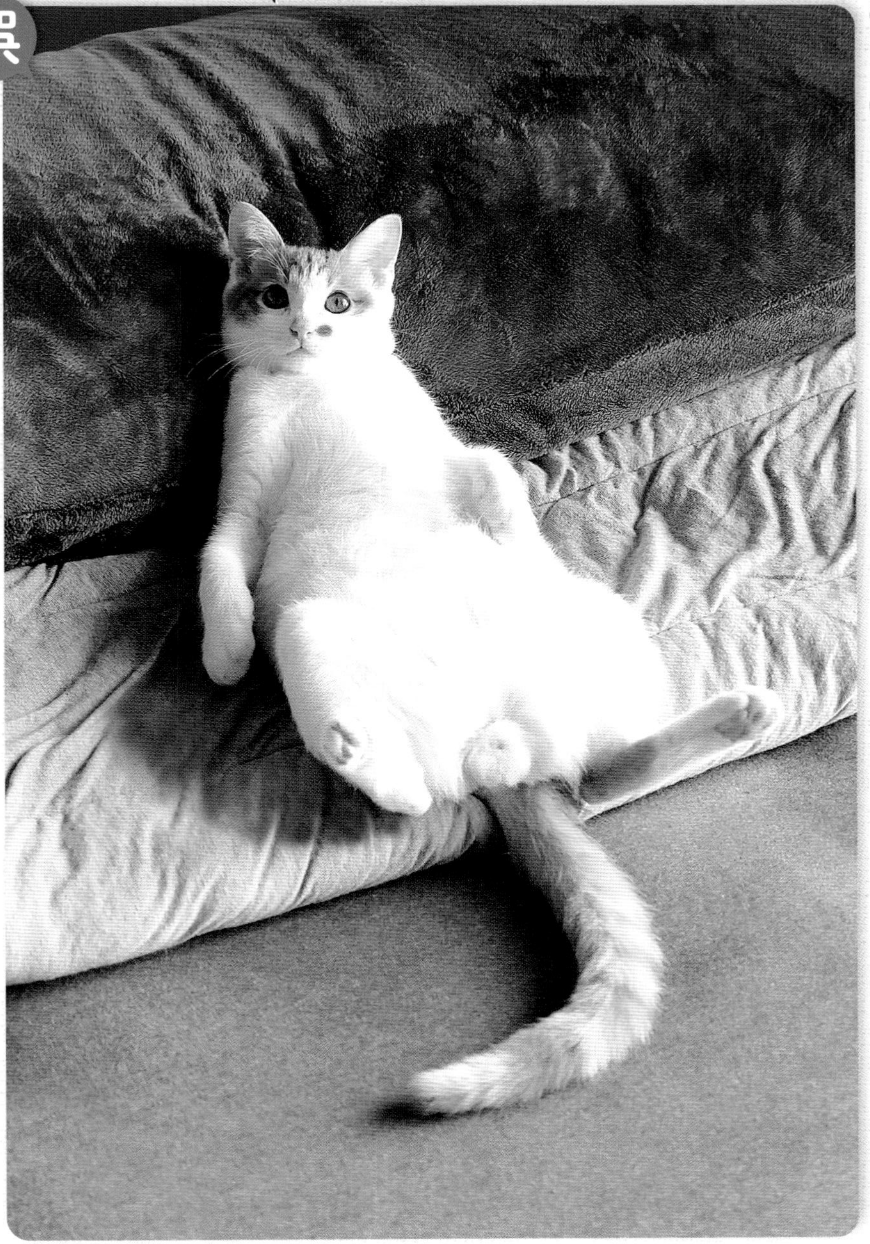

➡解答は64ページ

8 夏休み明けねこ

1分で見つけた数	個	
全部見つけるまでの時間	分	秒

正

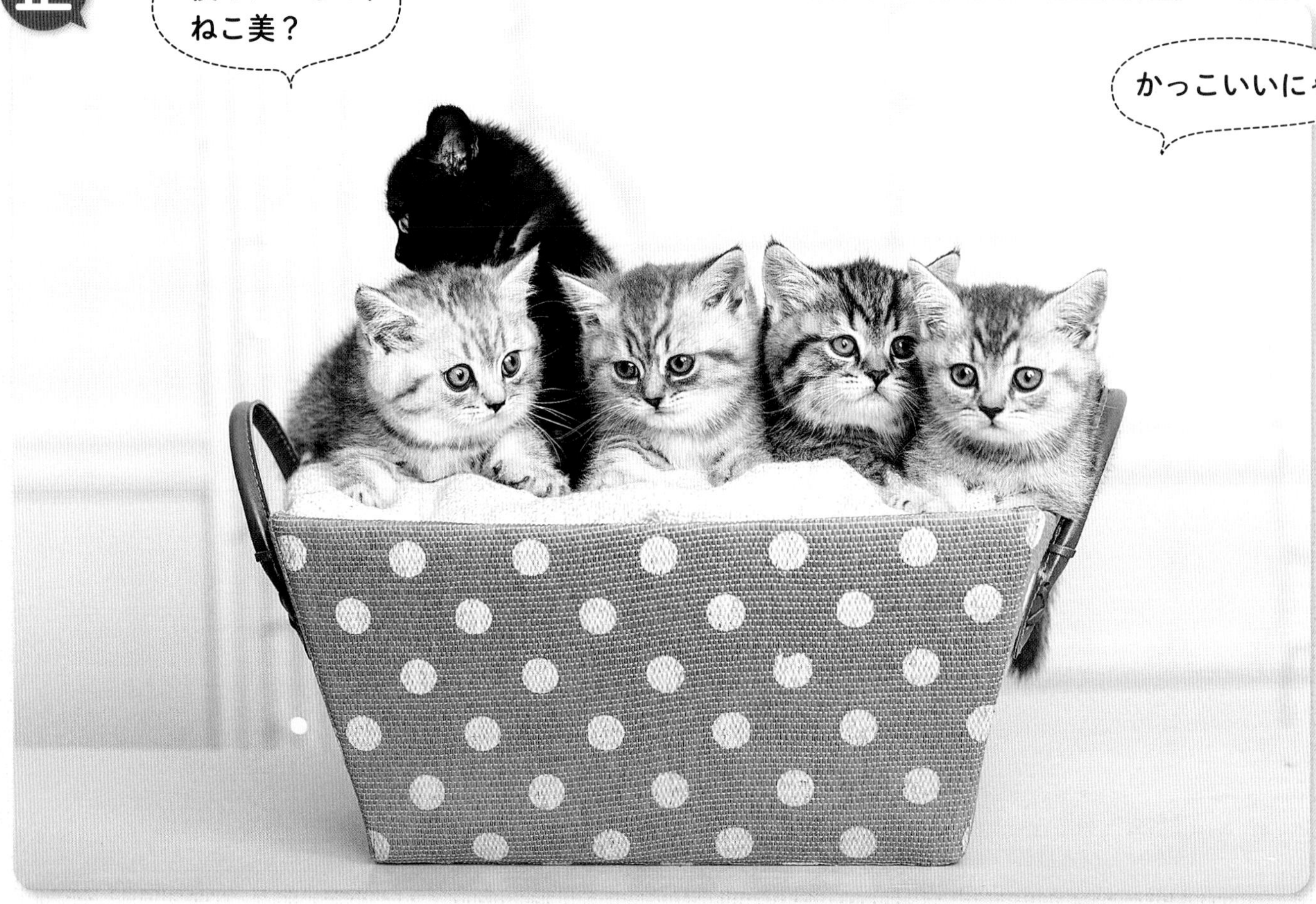
日焼けしてるにゃ
後ろにいるの、ねこ美？
かっこいいにゃ

誤 まちがいは5つ。1分で探してにゃ。

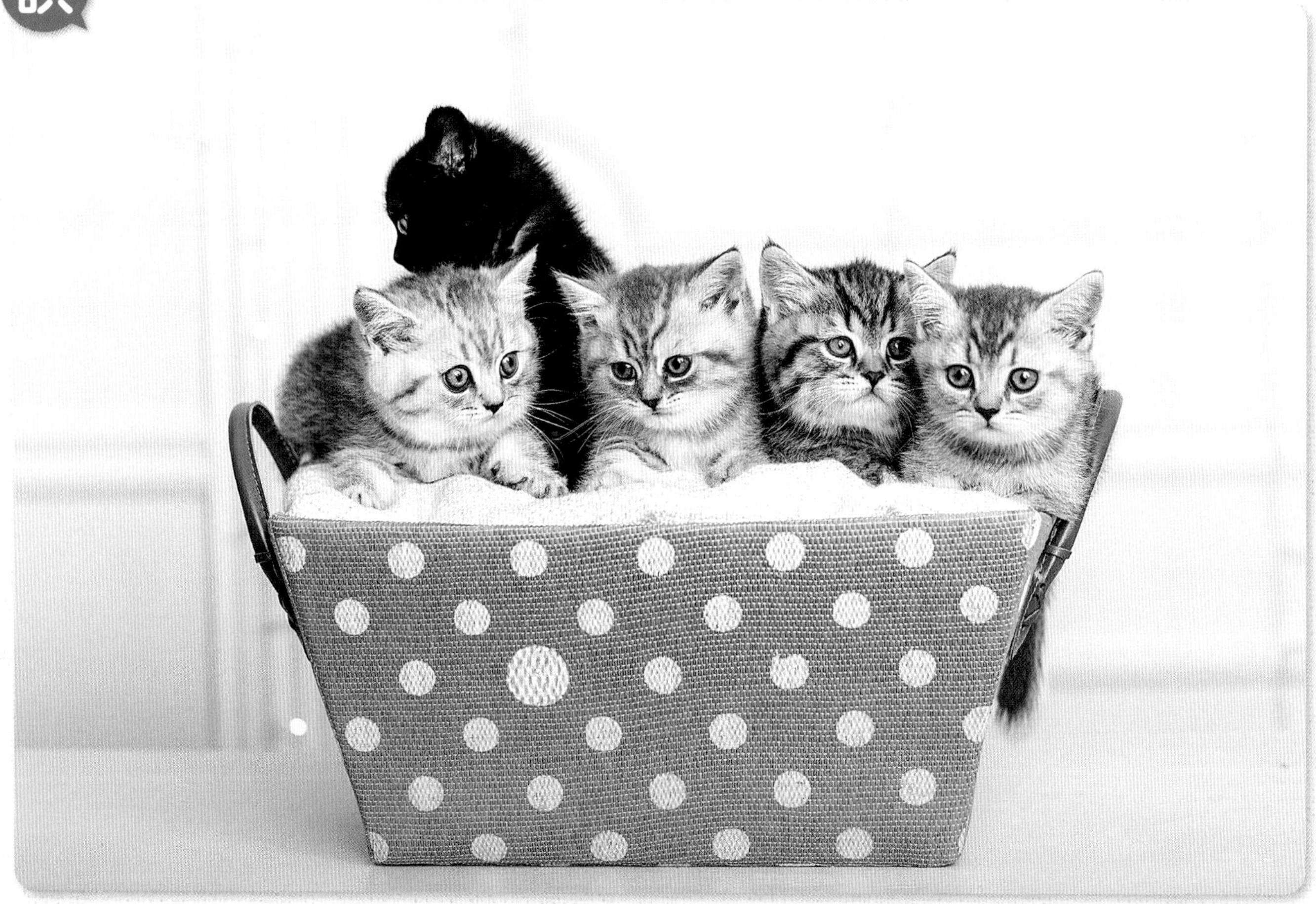

➡解答は65ページ

9 通せんぼねこ

ちょっとまだ話は終わってないわ。
最後まで人の話を聞いてちょうだい！

正

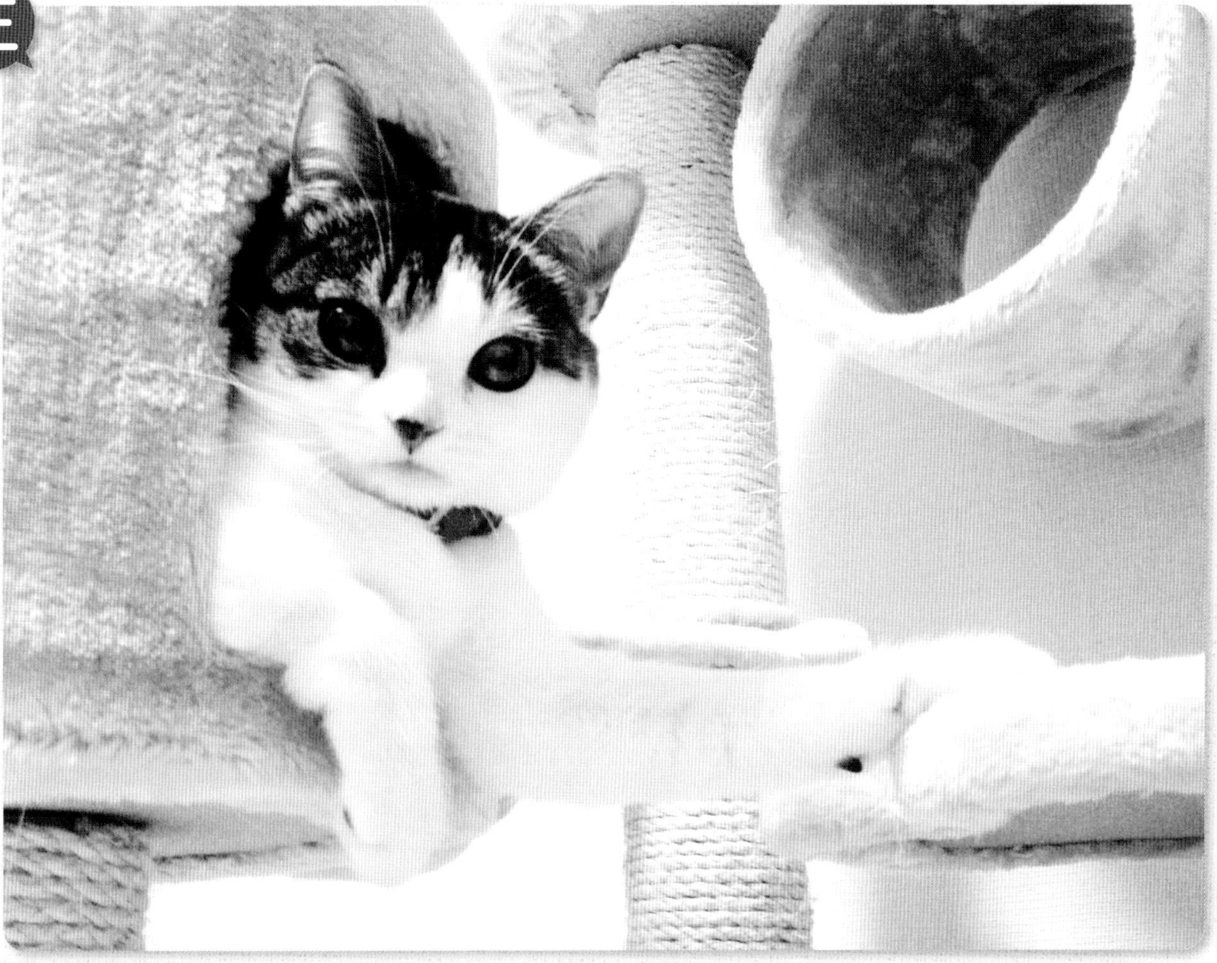

誤

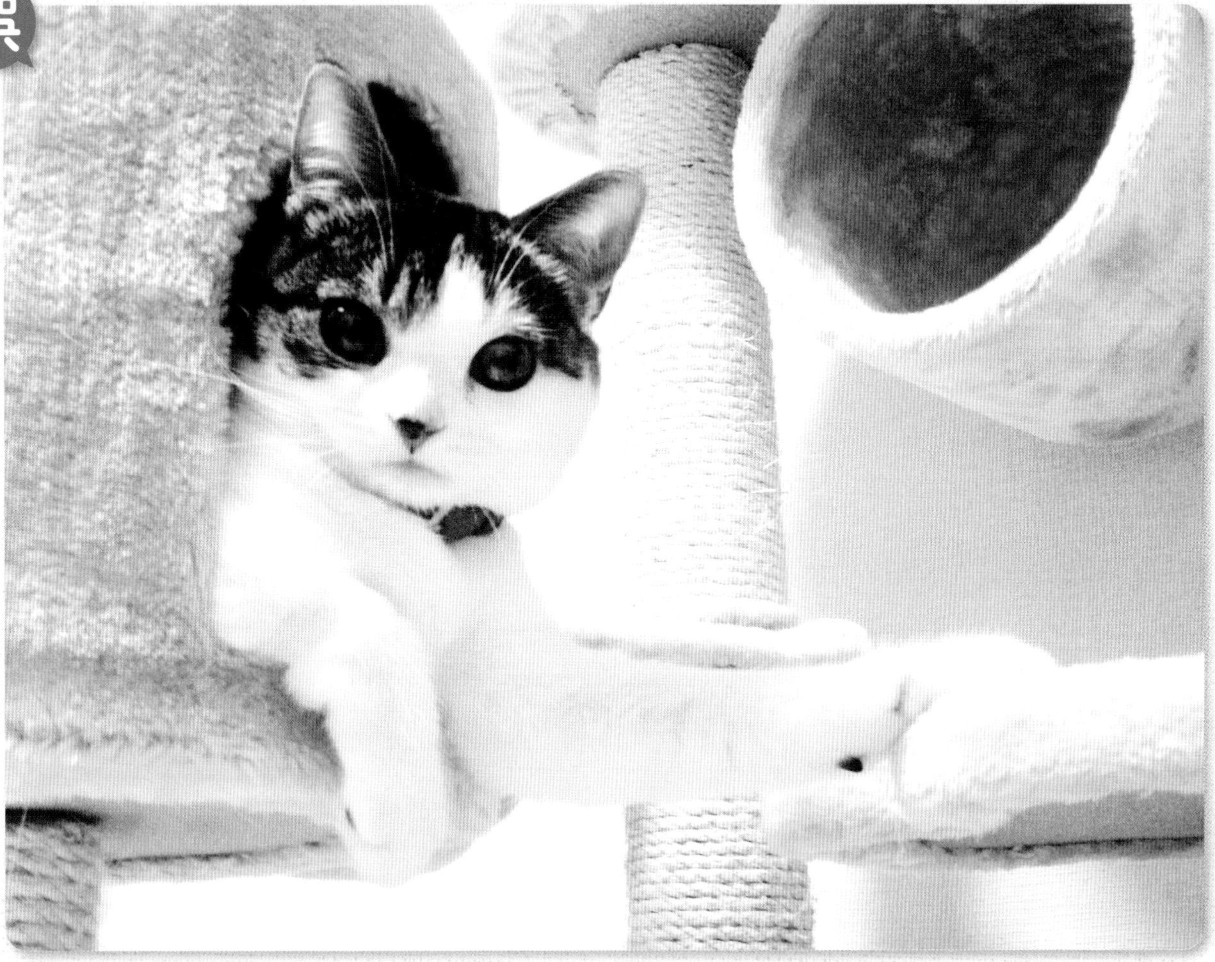

まちがいは5つ。1分で探してにゃ。

➡解答は65ページ

10 イメトレねこ

今日のおやつが
ごちそうだったときの
練習しよー

1分で見つけた数	個
全部見つけるまでの時間	分　秒

正

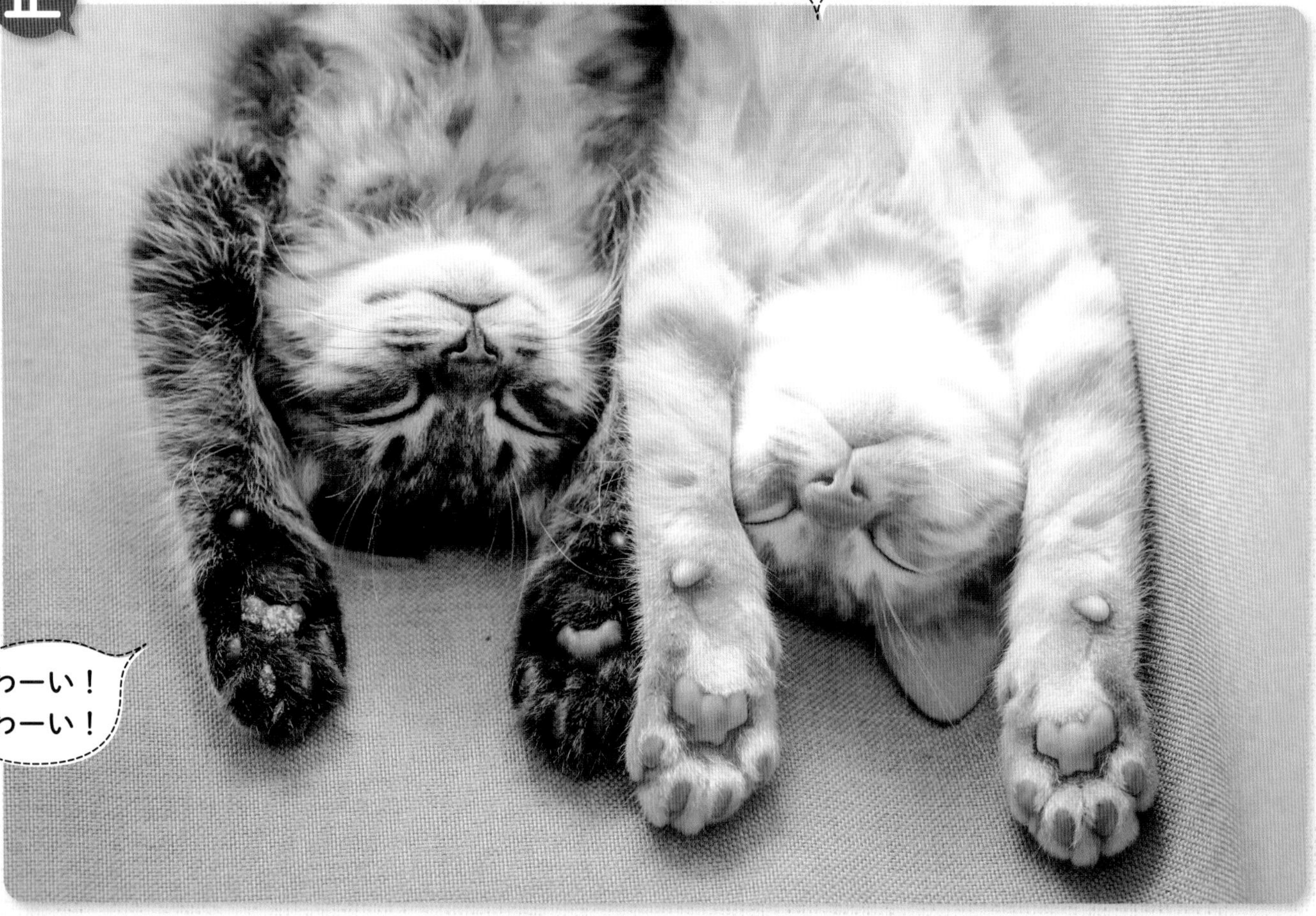

わーい！
わーい！

誤　まちがいは５つ。１分で探してにゃ。

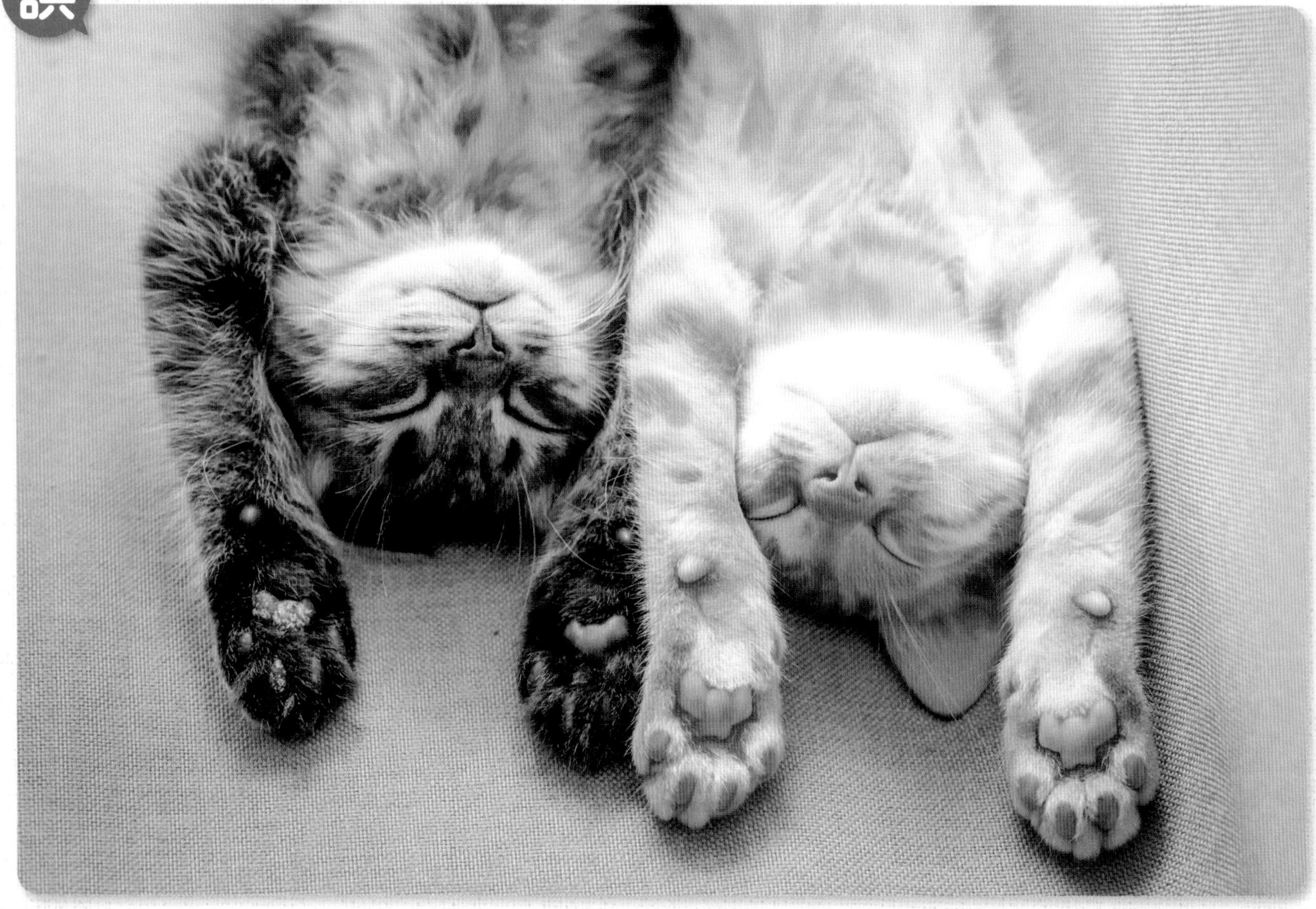

➡解答は65ページ

11 まてにゃいねこ

夜ごはんまで
あと８時間もある…

1分で見つけた数	個
全部見つけるまでの時間	分　秒

正

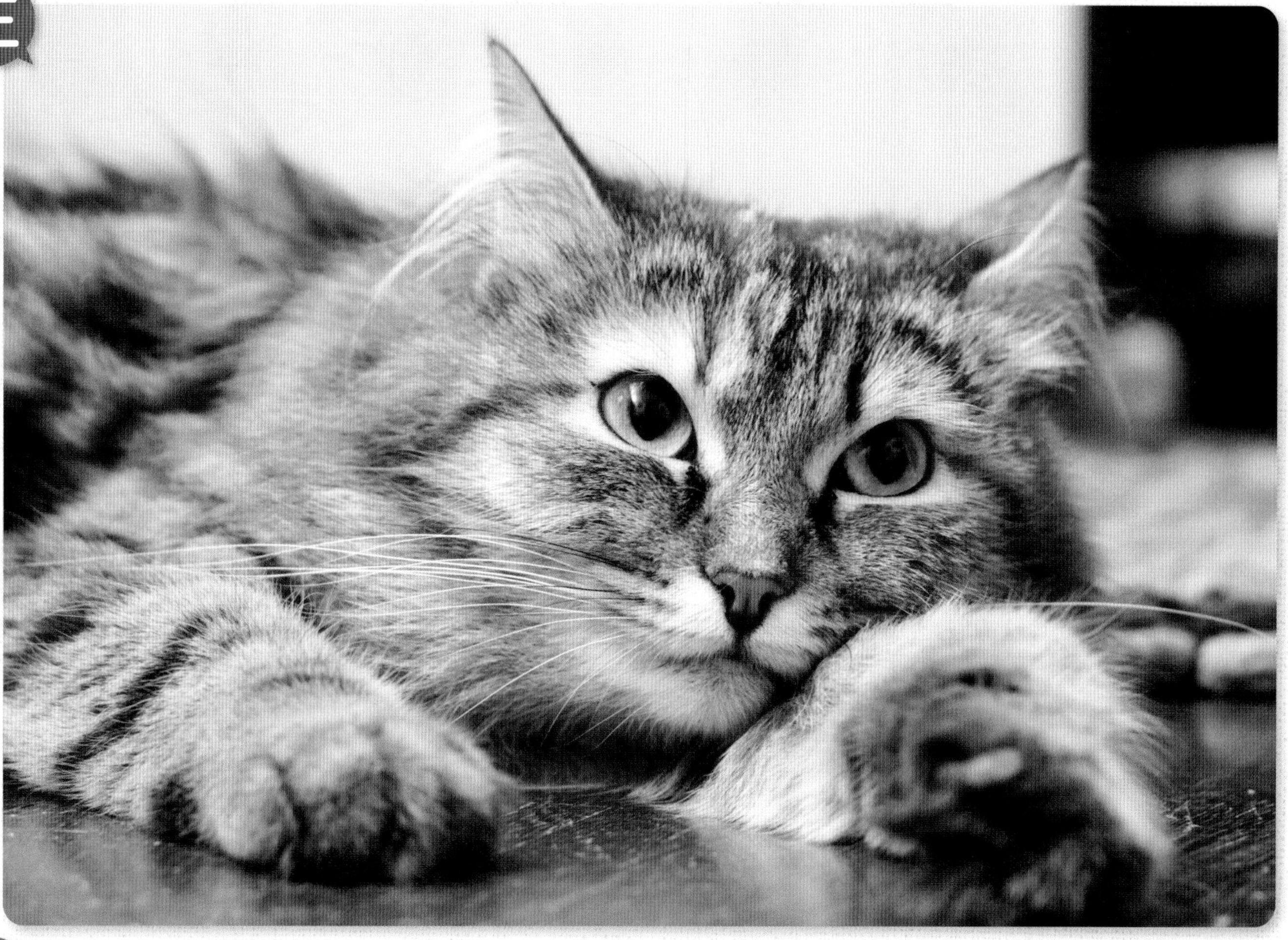

誤

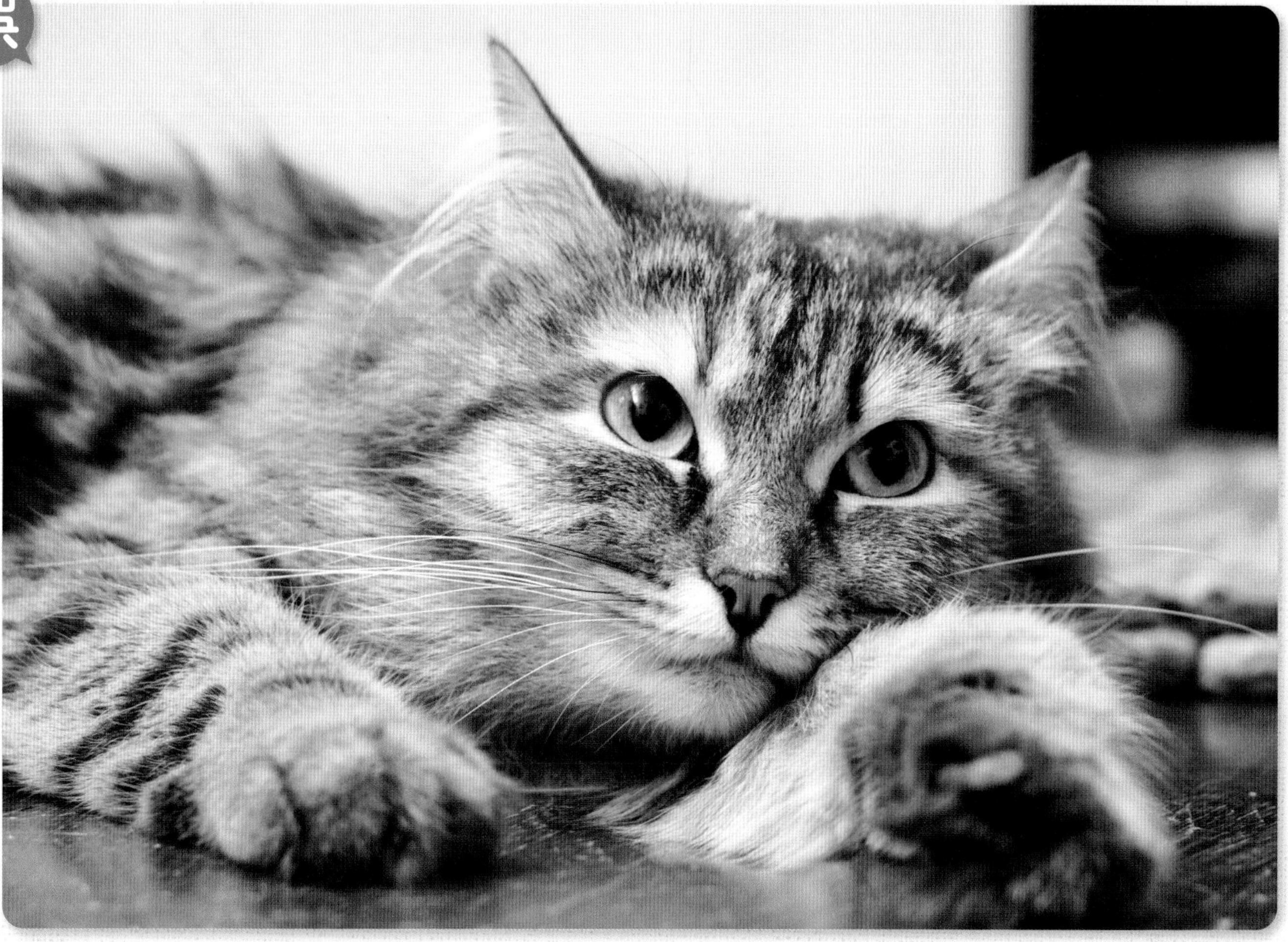

まちがいは5つ。1分で探してにゃ。

➡解答は65ページ

12 やめられにゃいねこ

誰も見てないときのイタズラが
にゃん生で一番楽しいにゃ!!

1分で見つけた数	個
全部見つけるまでの時間	分　秒

正

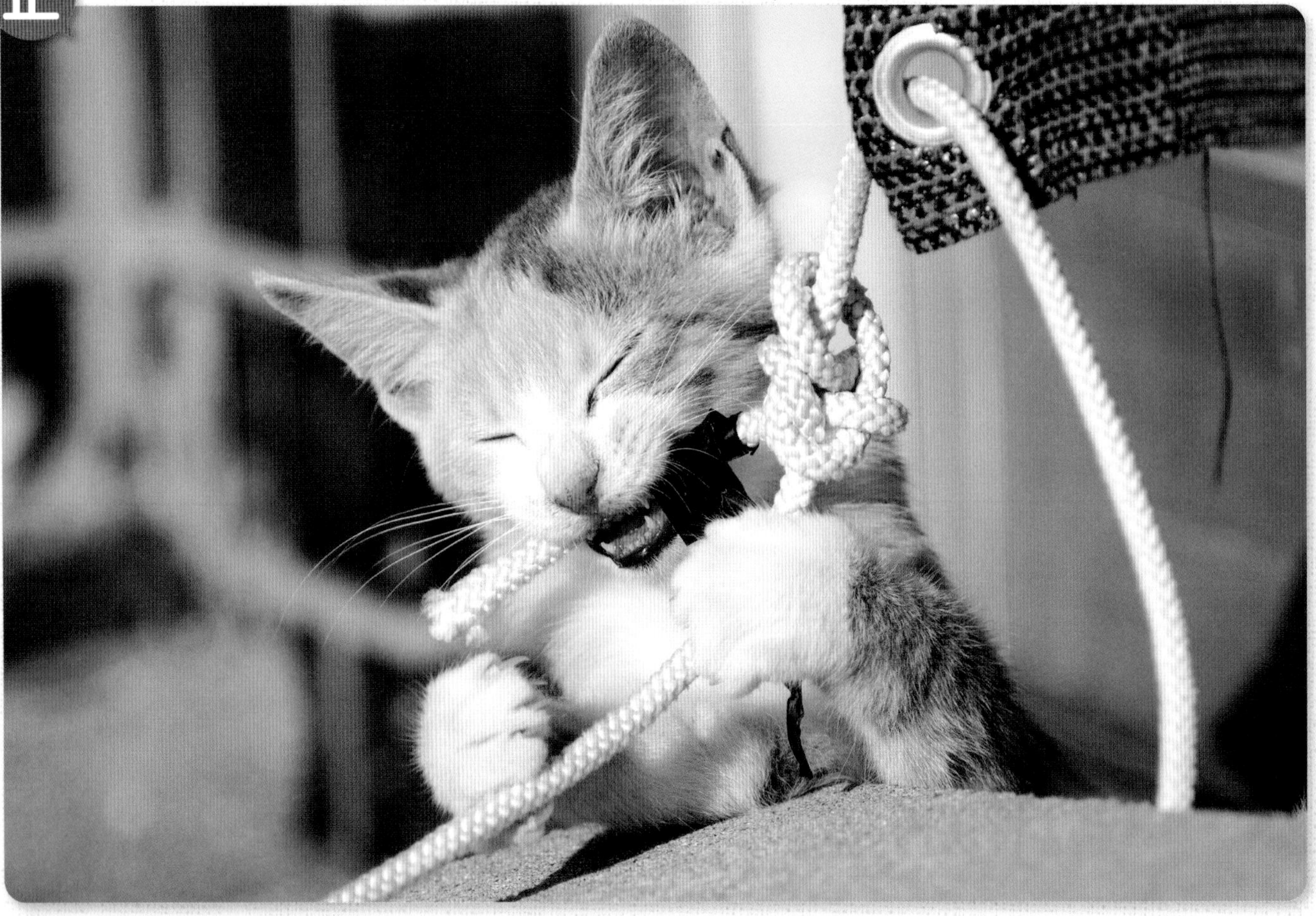

誤

まちがいは5つ。1分で探してにゃ。

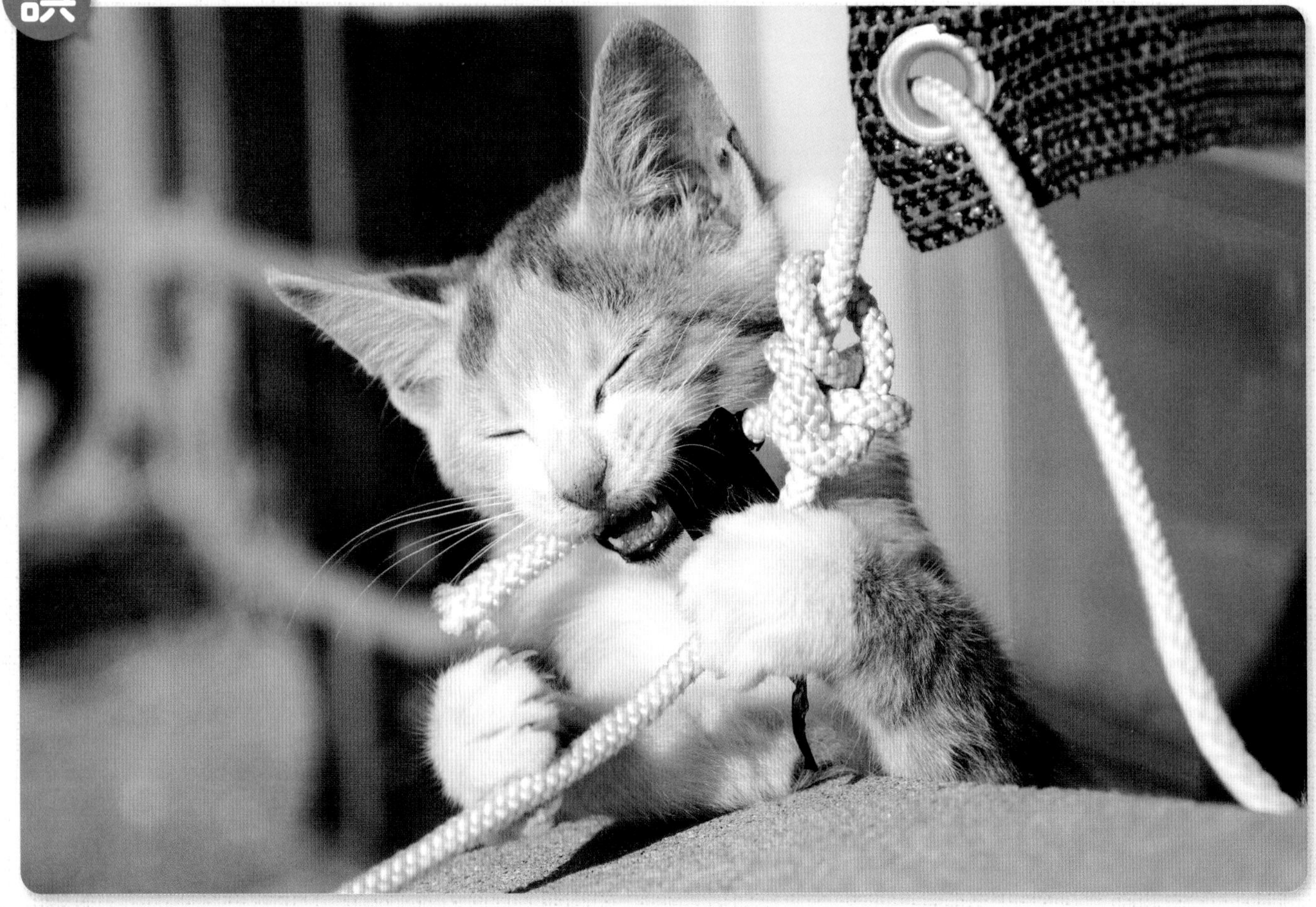

➡解答は65ページ

13 ロックオンねこ

大きなおうち…。
ここのご主人と仲よくなれば
おいしいおやつがもらえそうにゃ

1分で見つけた数	個
全部見つけるまでの時間	分　秒

正

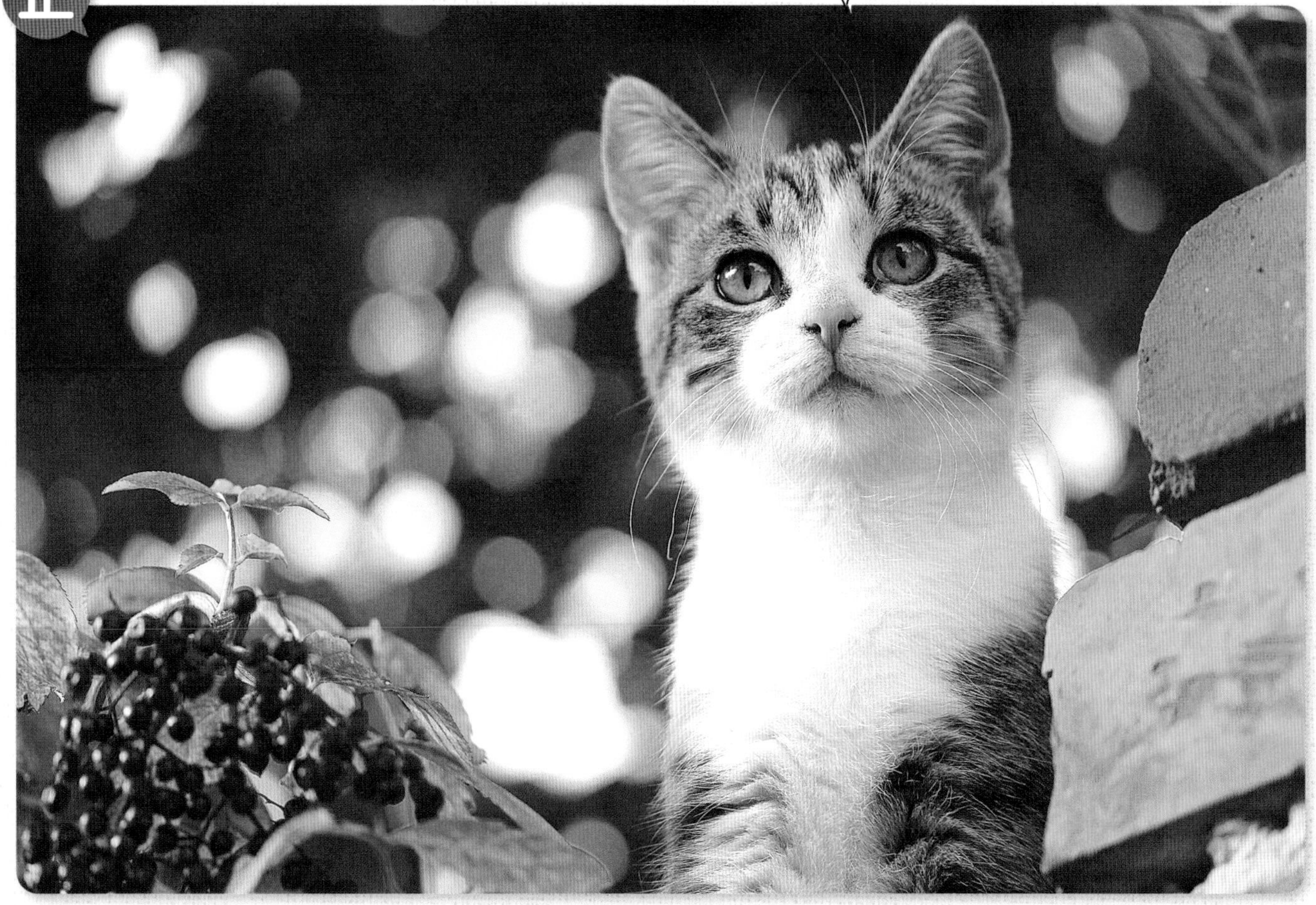

誤　まちがいは５つ。１分で探してにゃ。

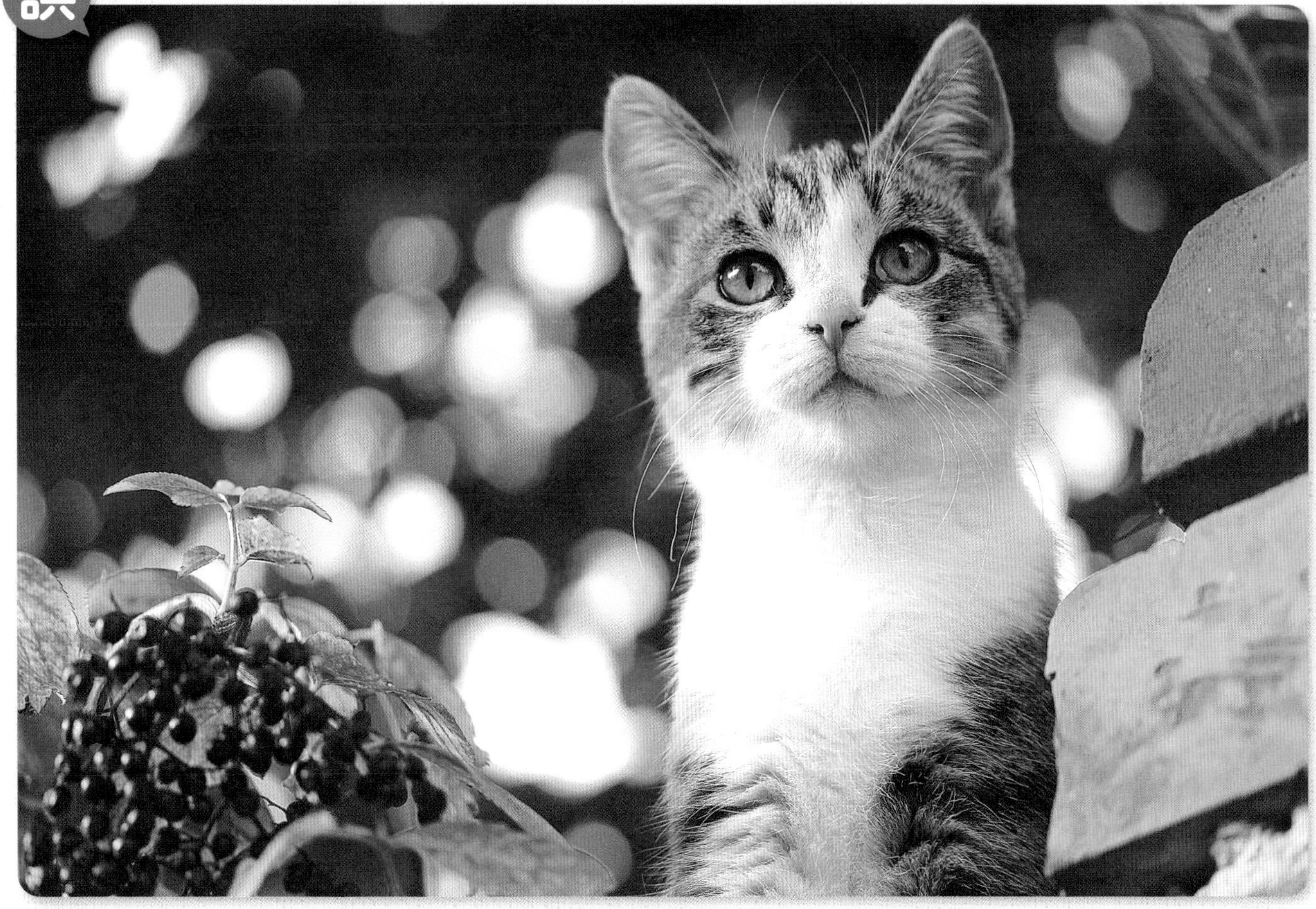

➡解答は65ページ

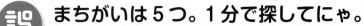

14 誘導ねこ

お出口
あちらでーす

1分で見つけた数	個
全部見つけるまでの時間	分　秒

正

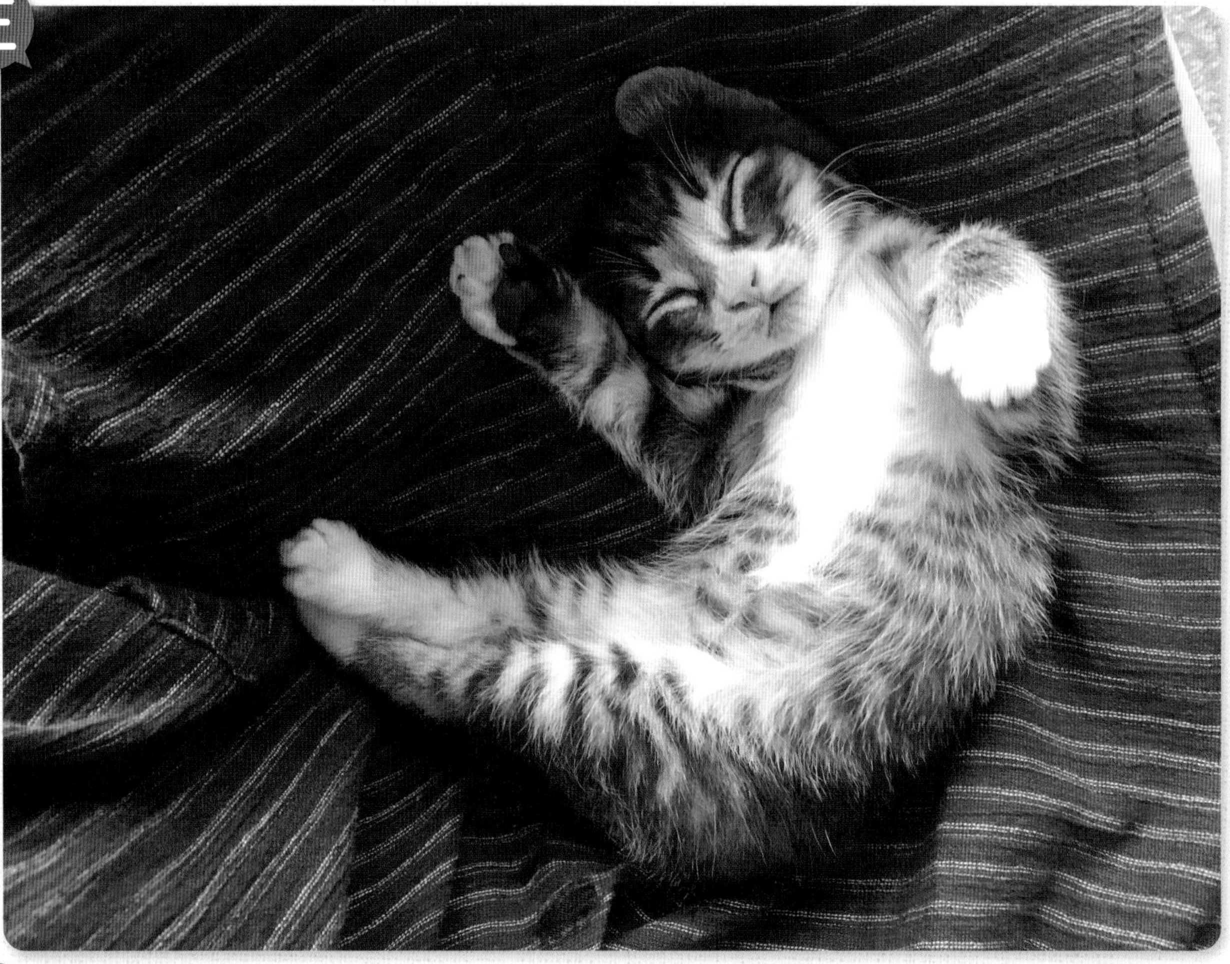

熊本県／立山愛美さんちのソーちゃん

誤

まちがいは5つ。1分で探してにゃ。

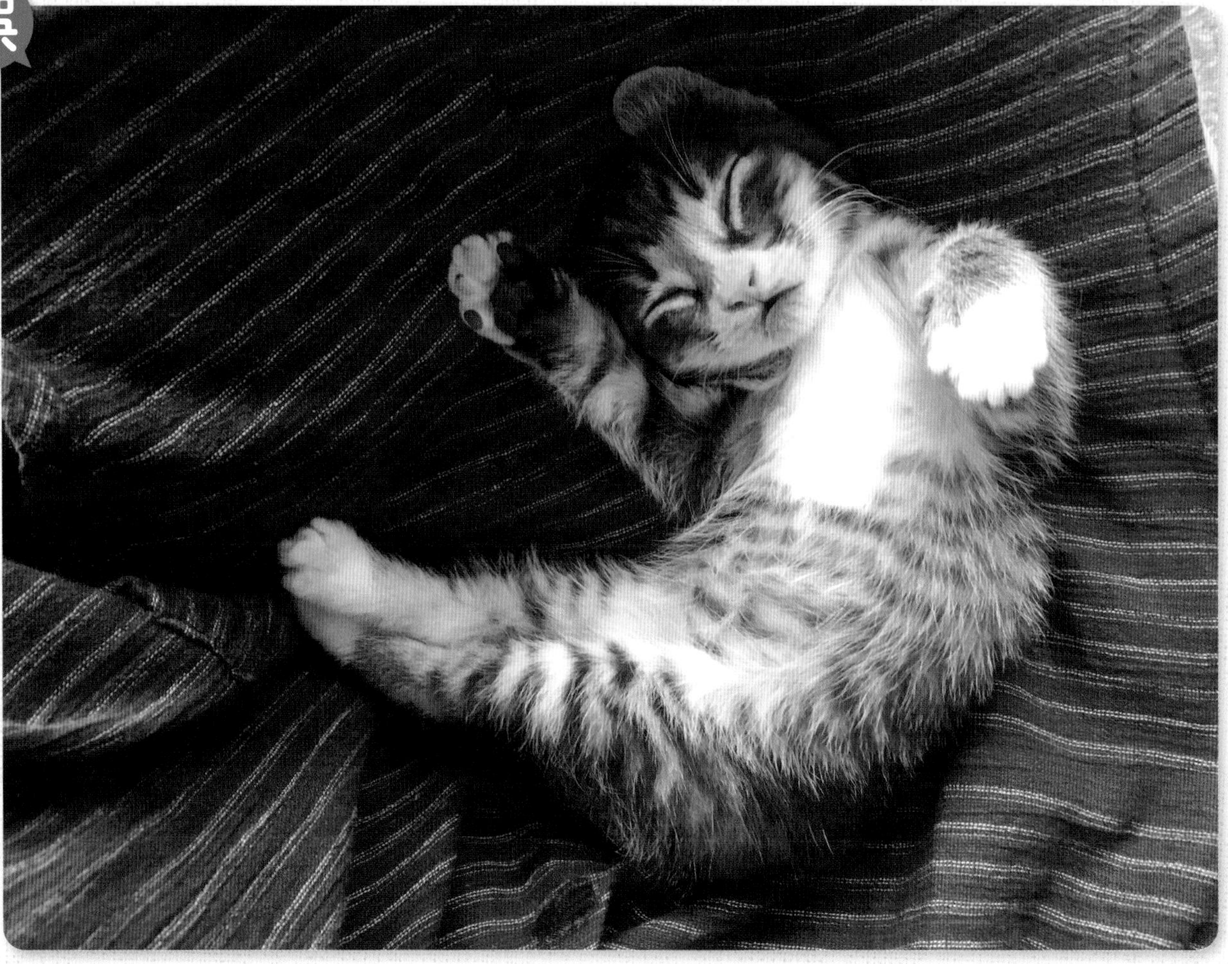

➡解答は65ページ

15 もじもじねこ

ねぇお母さん〜
おやつ前借りしちゃダメ〜？

1分で見つけた数	個
全部見つけるまでの時間	分　秒

正

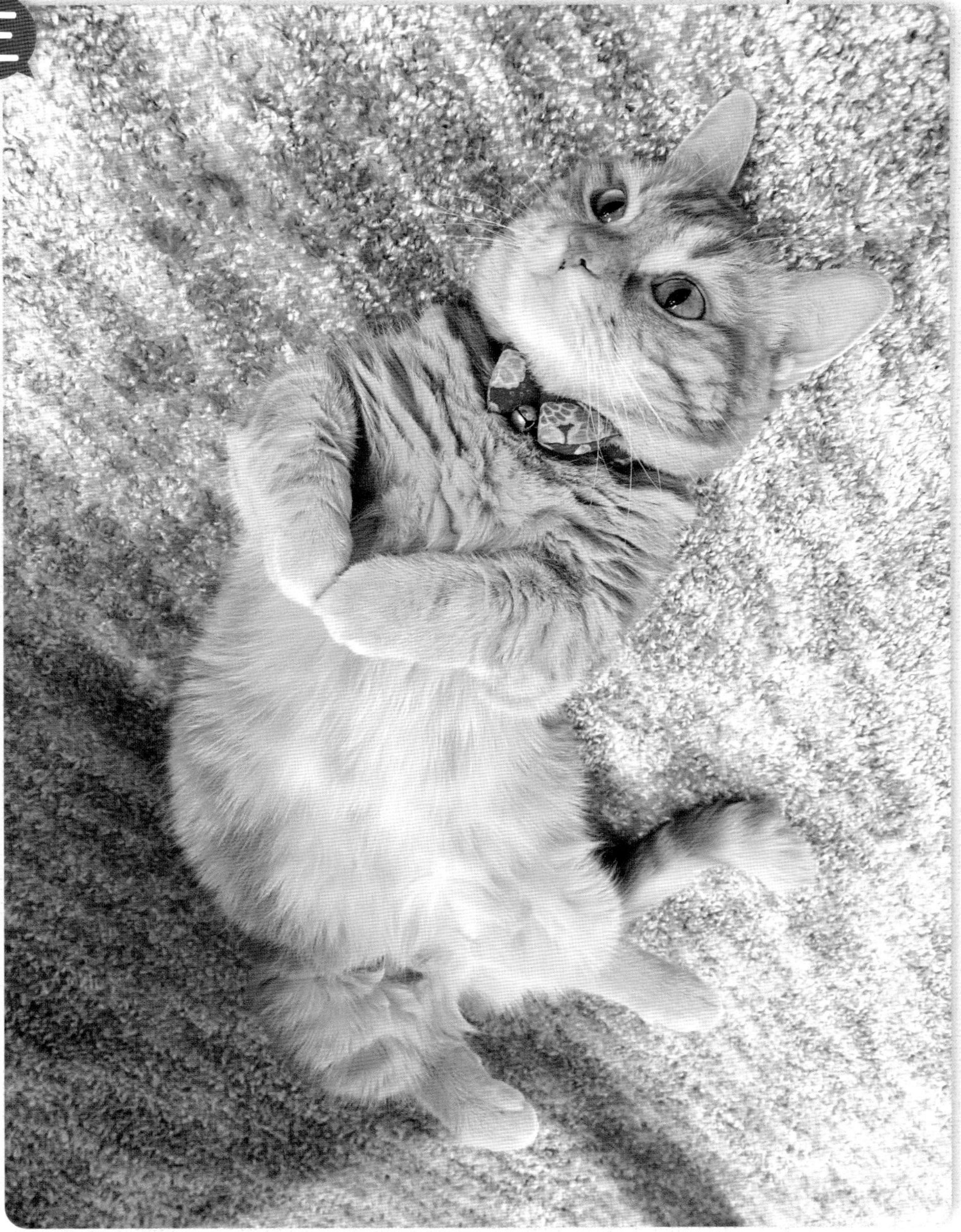

まちがいは5つ。1分で探してにゃ。

誤

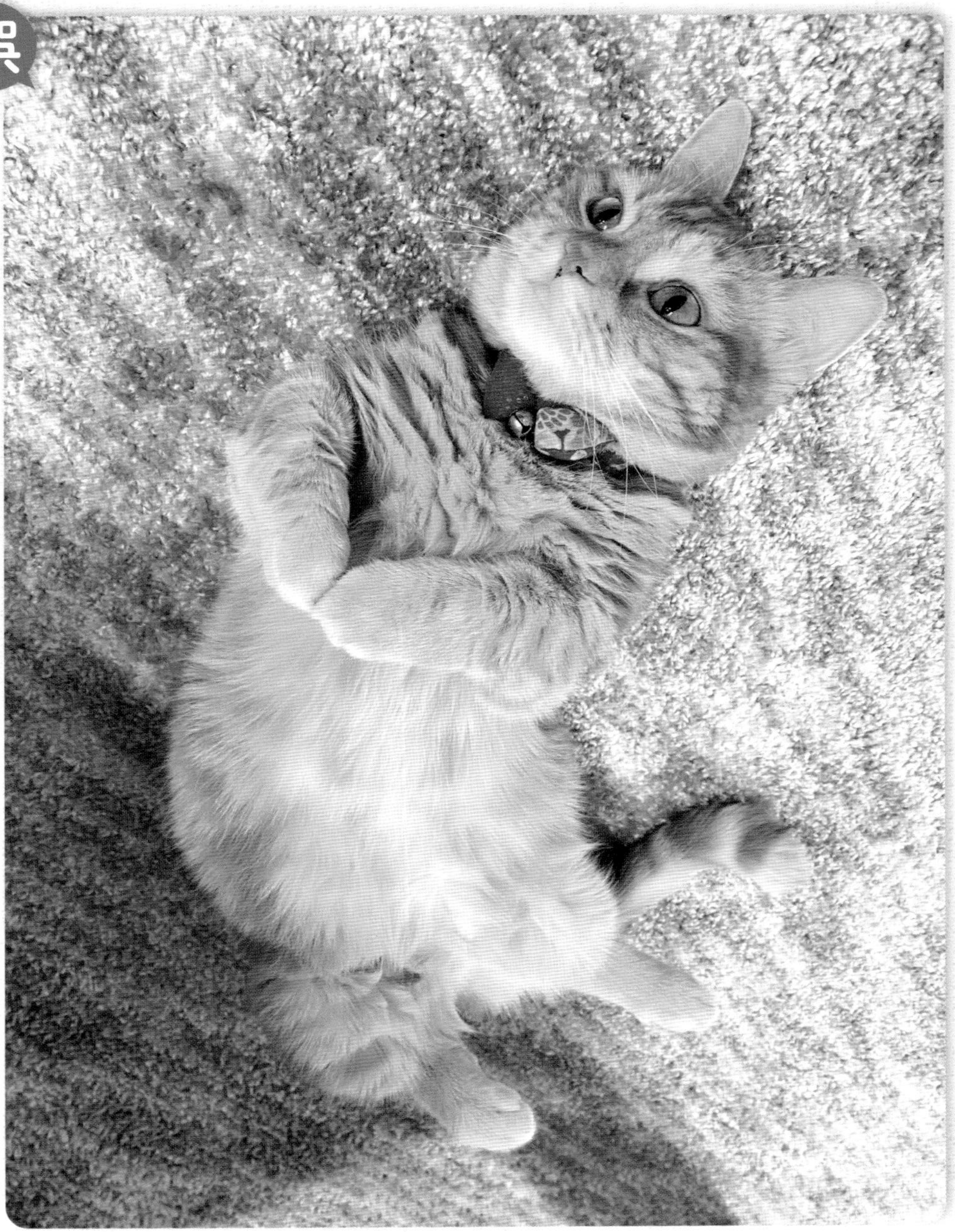

➡解答は65ページ

16 のびねこ

みんなもたまにはこうやって
しっかりストレッチするにゃ

1分で見つけた数	個
全部見つけるまでの時間	分　秒

正

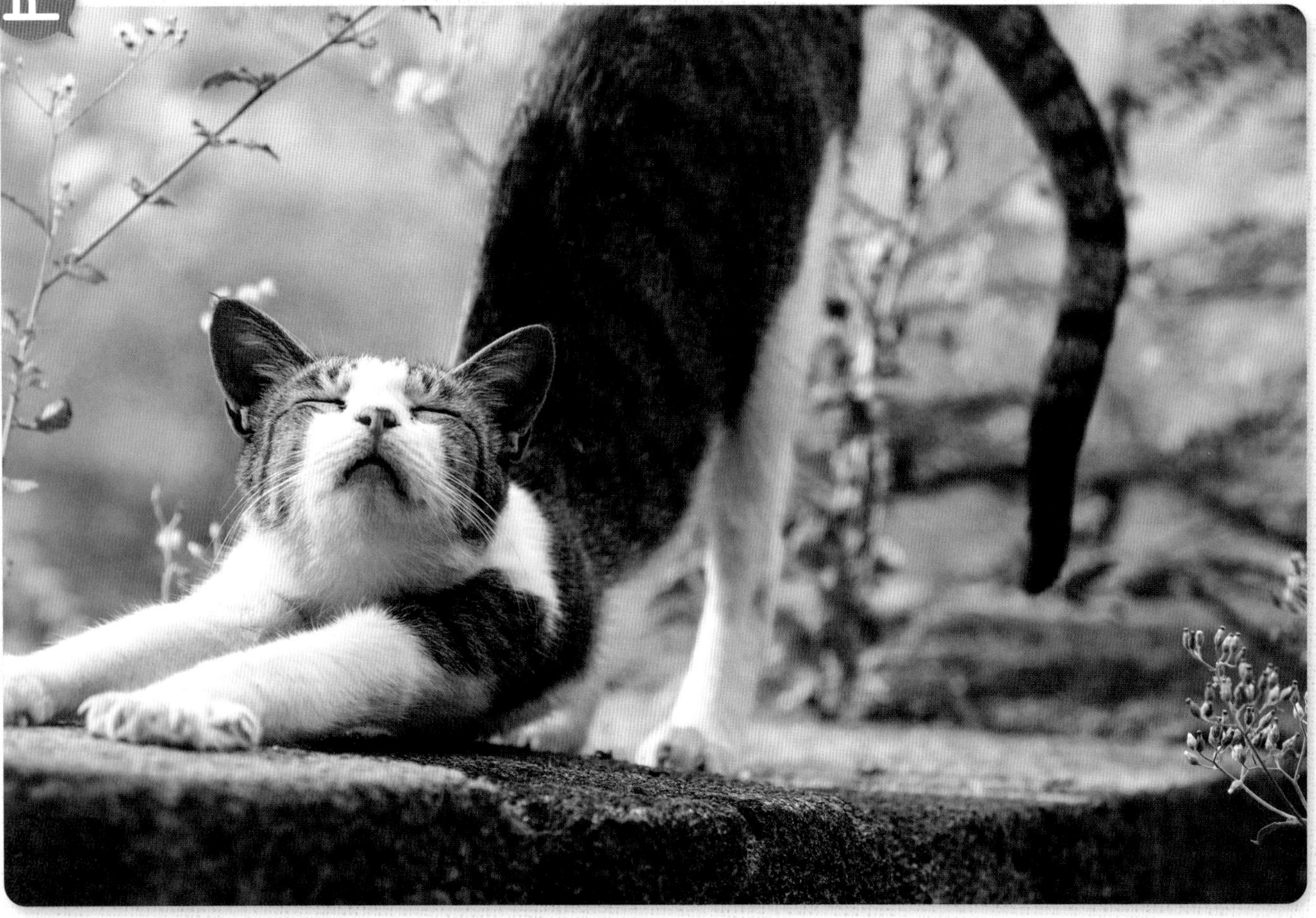

誤

まちがいは5つ。1分で探してにゃ。

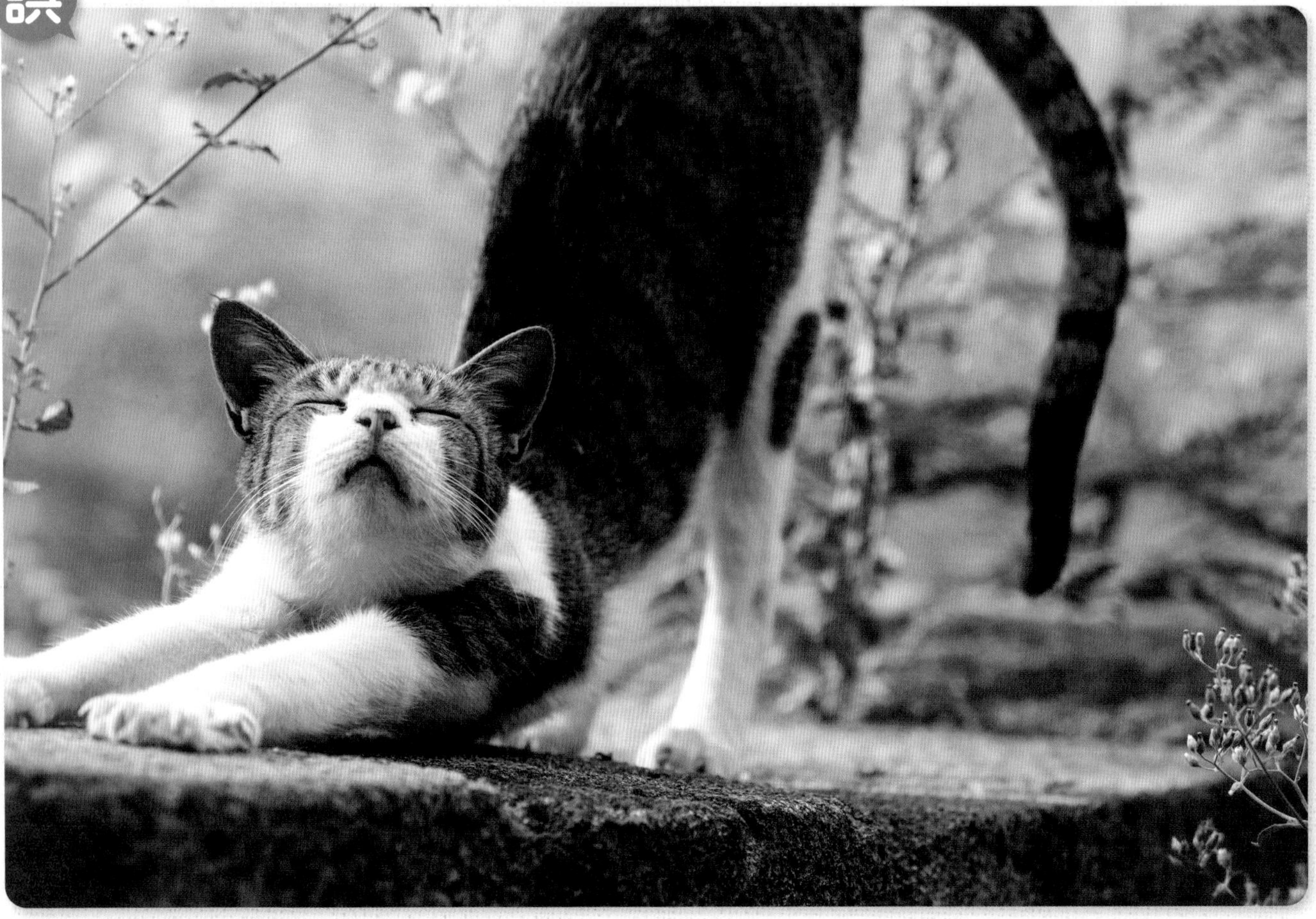

解答は66ページ

17 ねこ算

大きいさかな＋
小さいさかな＝
どっちも食べるにゃ

1分で見つけた数	個
全部見つけるまでの時間	分　秒

正

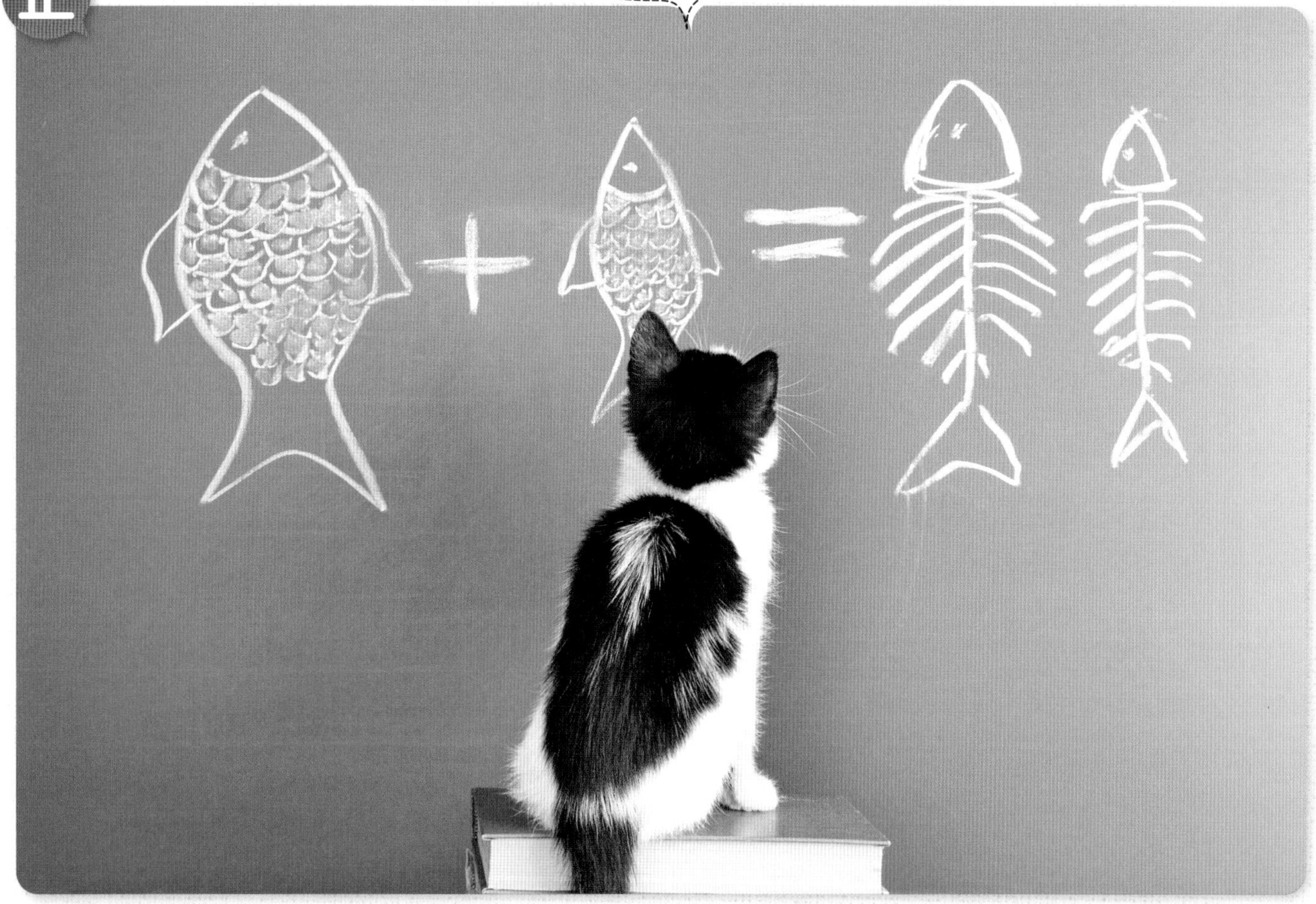

誤　まちがいは５つ。１分で探してにゃ。

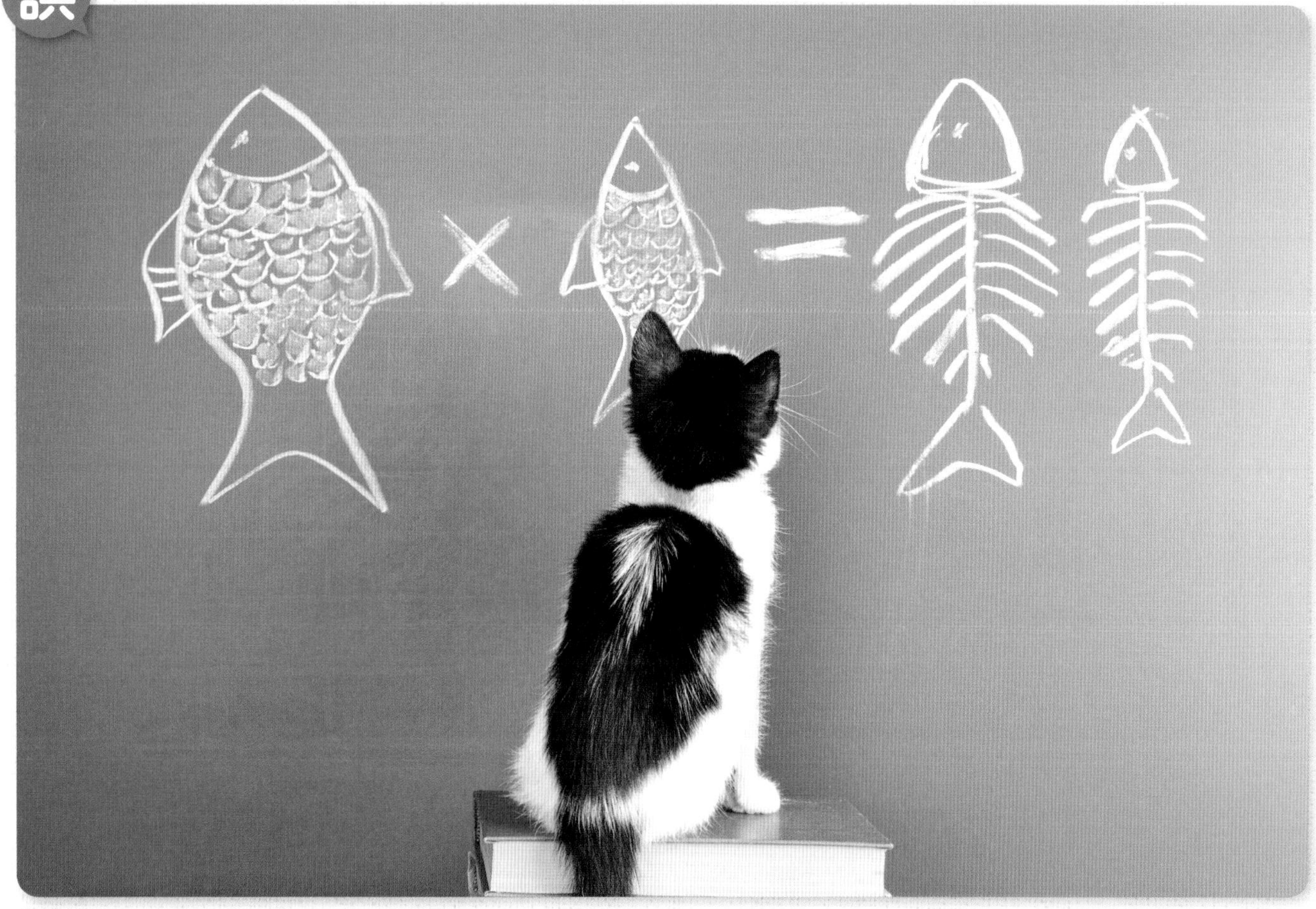

➡解答は66ページ

18 うっかりねこ

あ、やばい。
距離足りてない

1分で見つけた数	個
全部見つけるまでの時間	分　秒

正

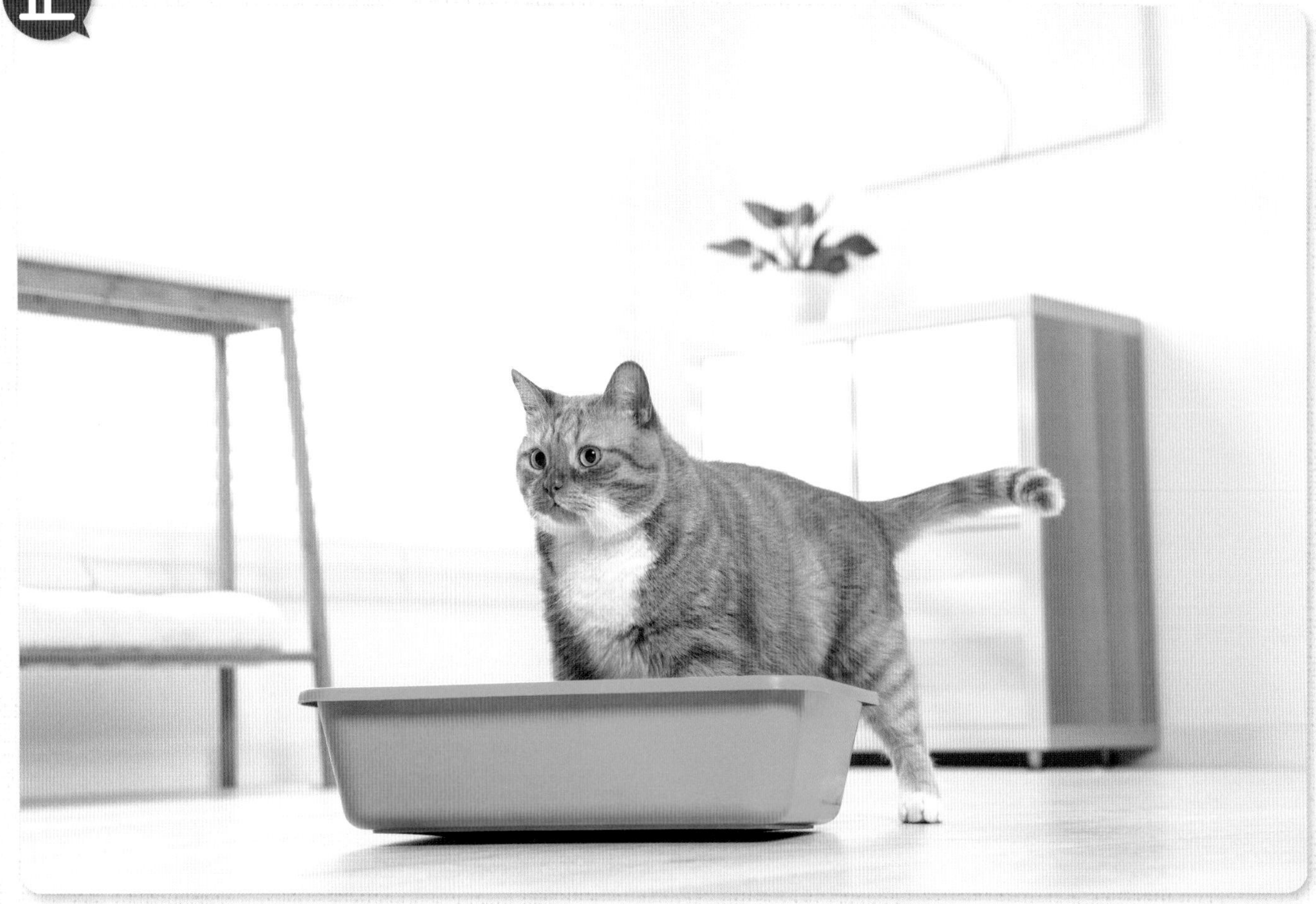

誤　まちがいは５つ。１分で探してにゃ。

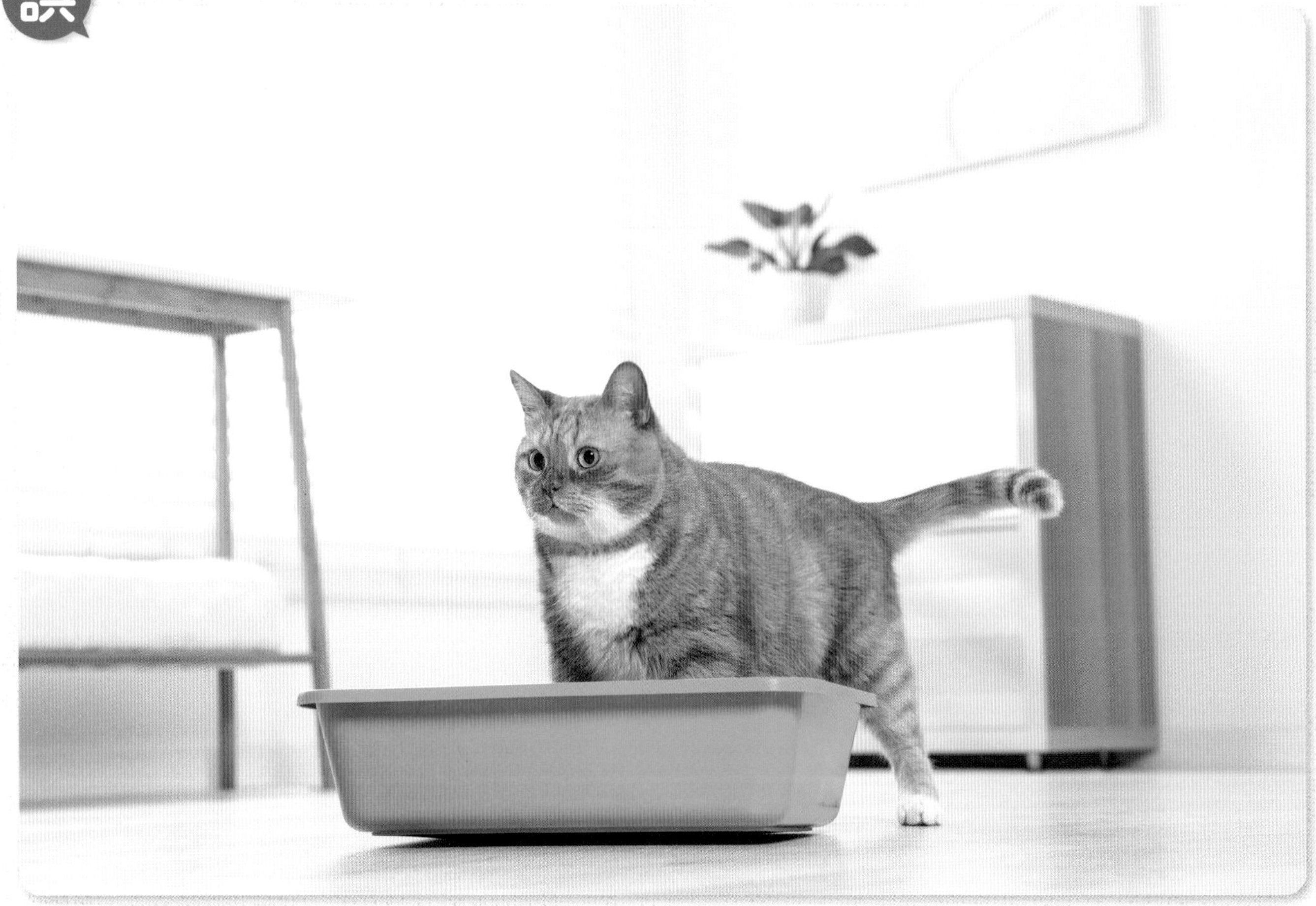

➡解答は66ページ

19 在宅勤務ねこ

おうちでのお仕事は
足元が冷えやすいにゃ

1分で見つけた数		個
全部見つけるまでの時間	分	秒

正

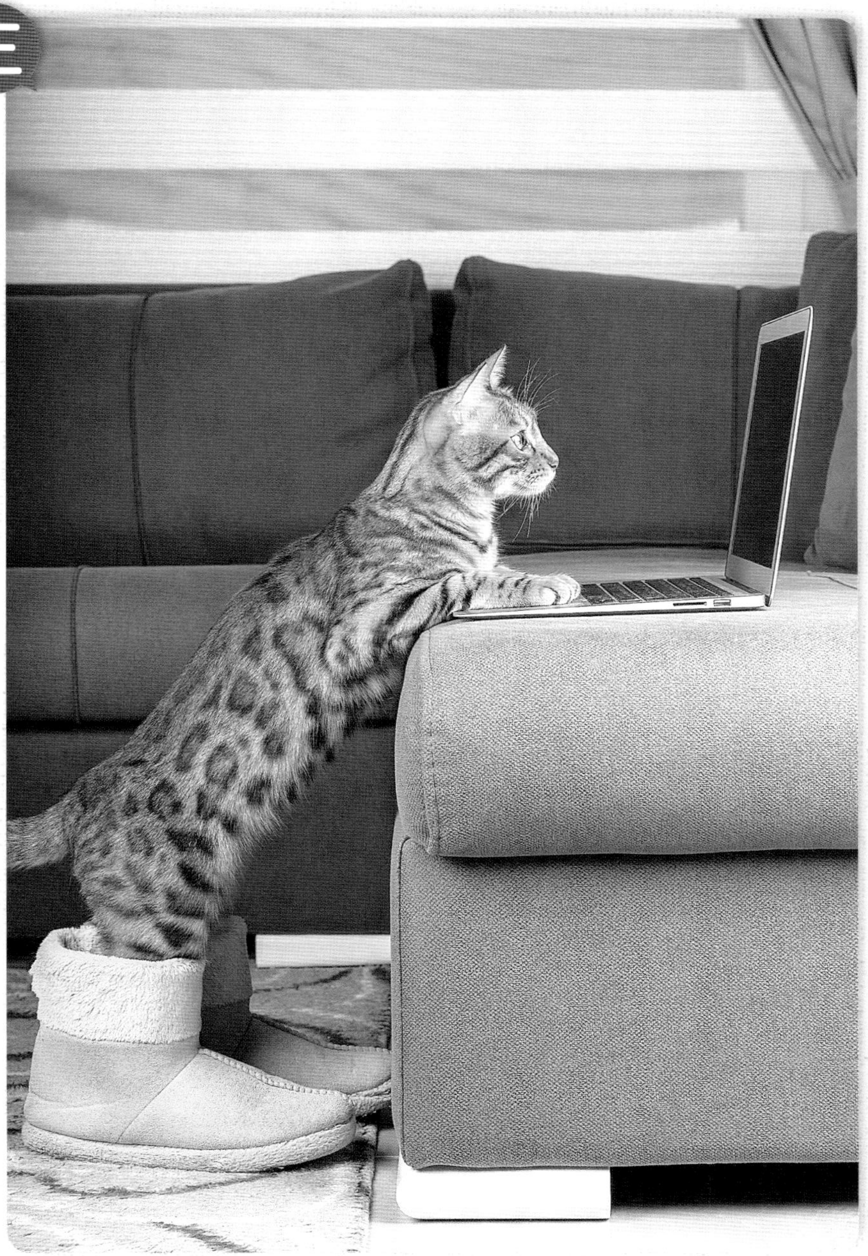

誤

まちがいは5つ。1分で探してにゃ。

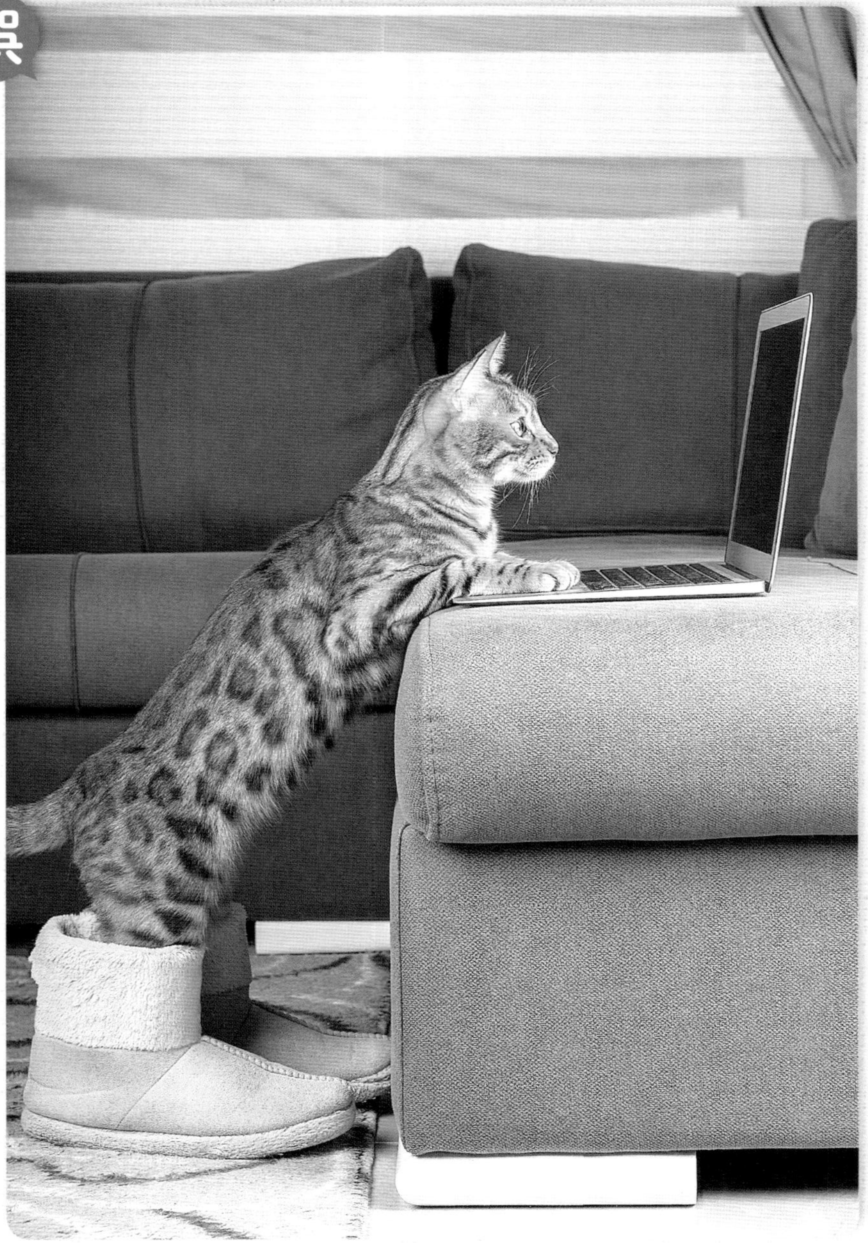

➡解答は66ページ

20 わんこを肉球で使うねこ

わんこ君。あそこにある耳かき取ってきてにゃ

1分で見つけた数	個
全部見つけるまでの時間	分　秒

正

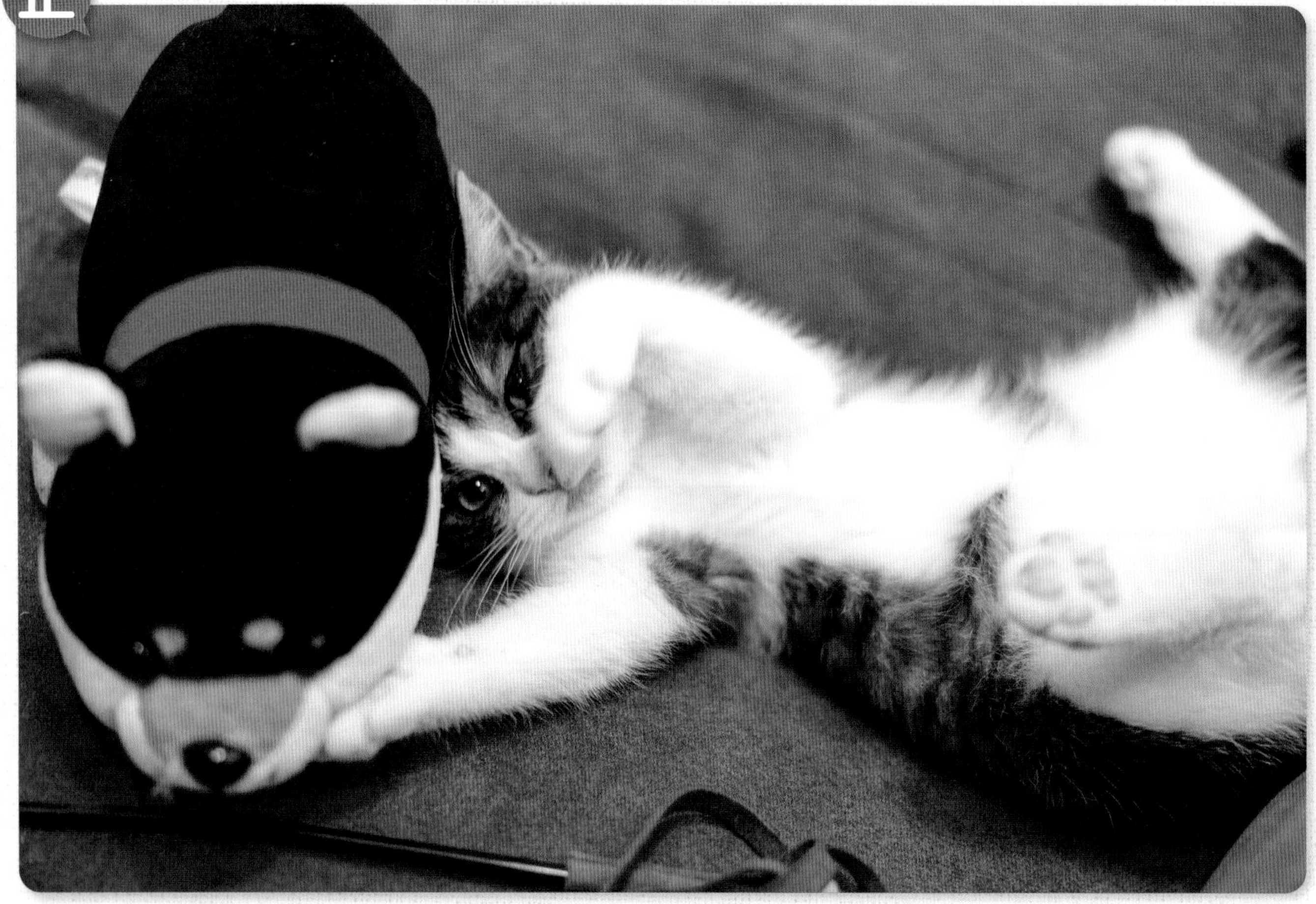

誤

まちがいは5つ。1分で探してにゃ。

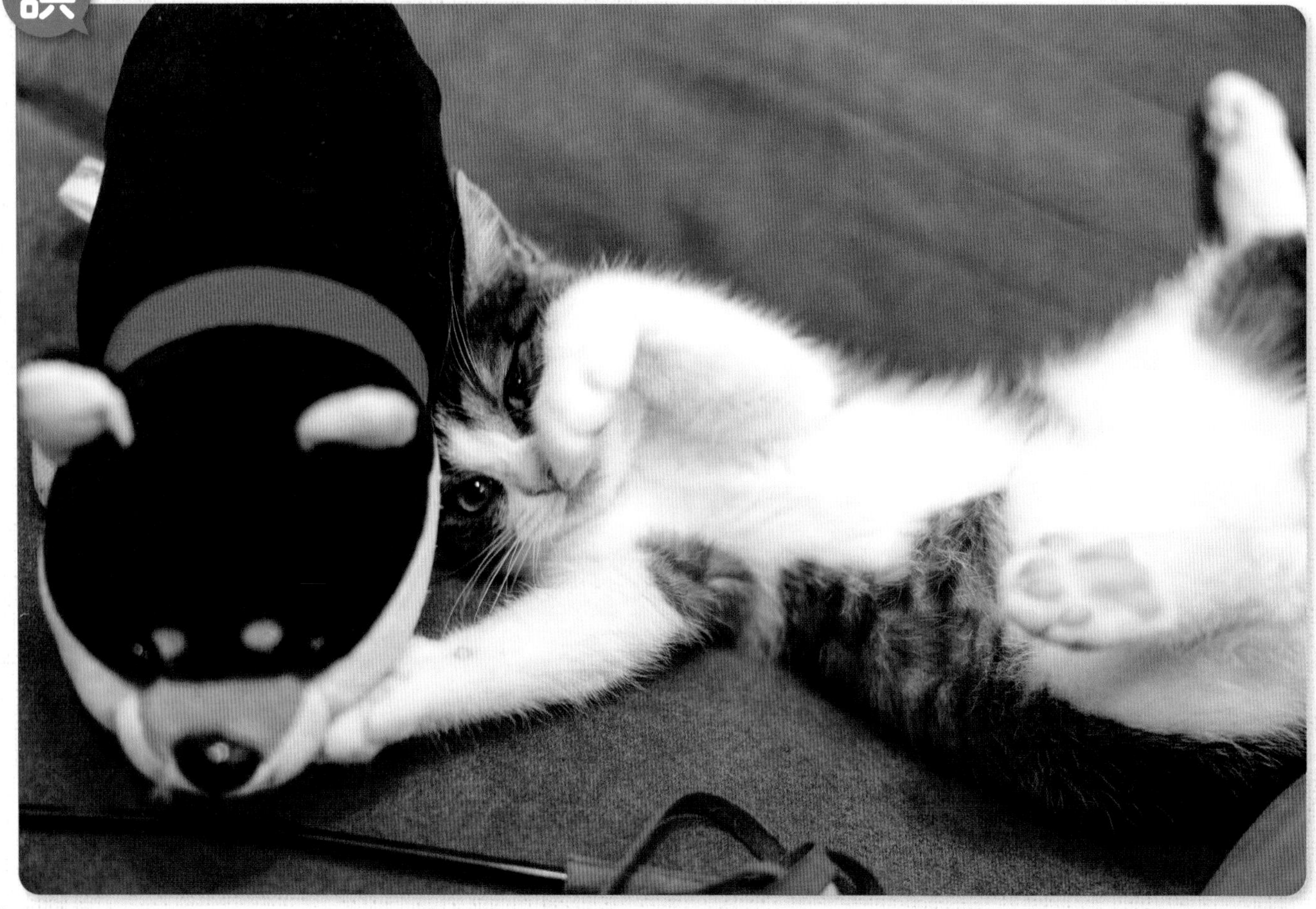

➡解答は66ページ

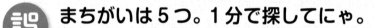

21 休日のねこ

お昼寝
しなさい

ねぇ〜〜 おうち
つまんなぁい〜

1分で見つけた数	個
全部見つけるまでの時間	分　秒

正

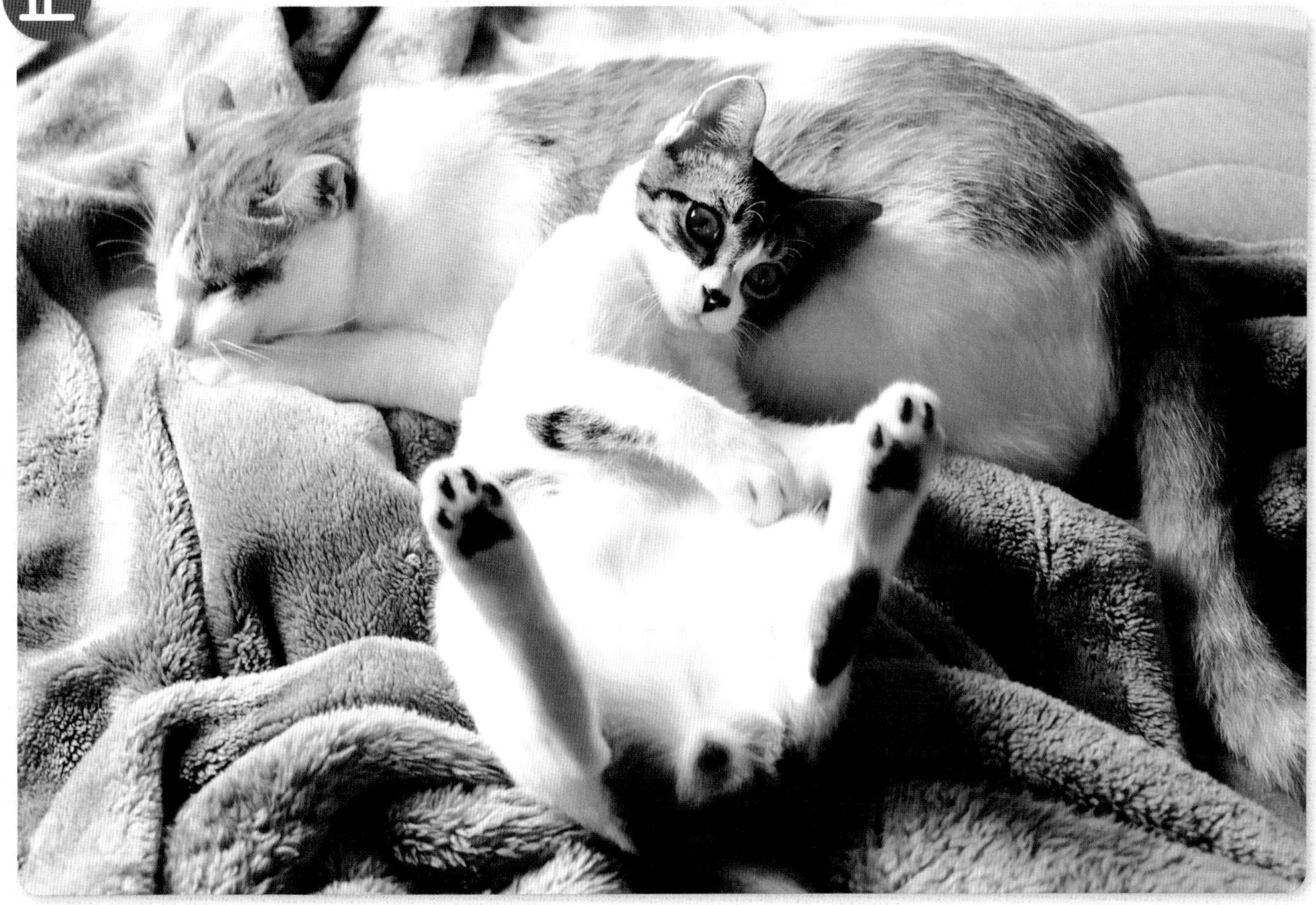

誤　まちがいは5つ。1分で探してにゃ。

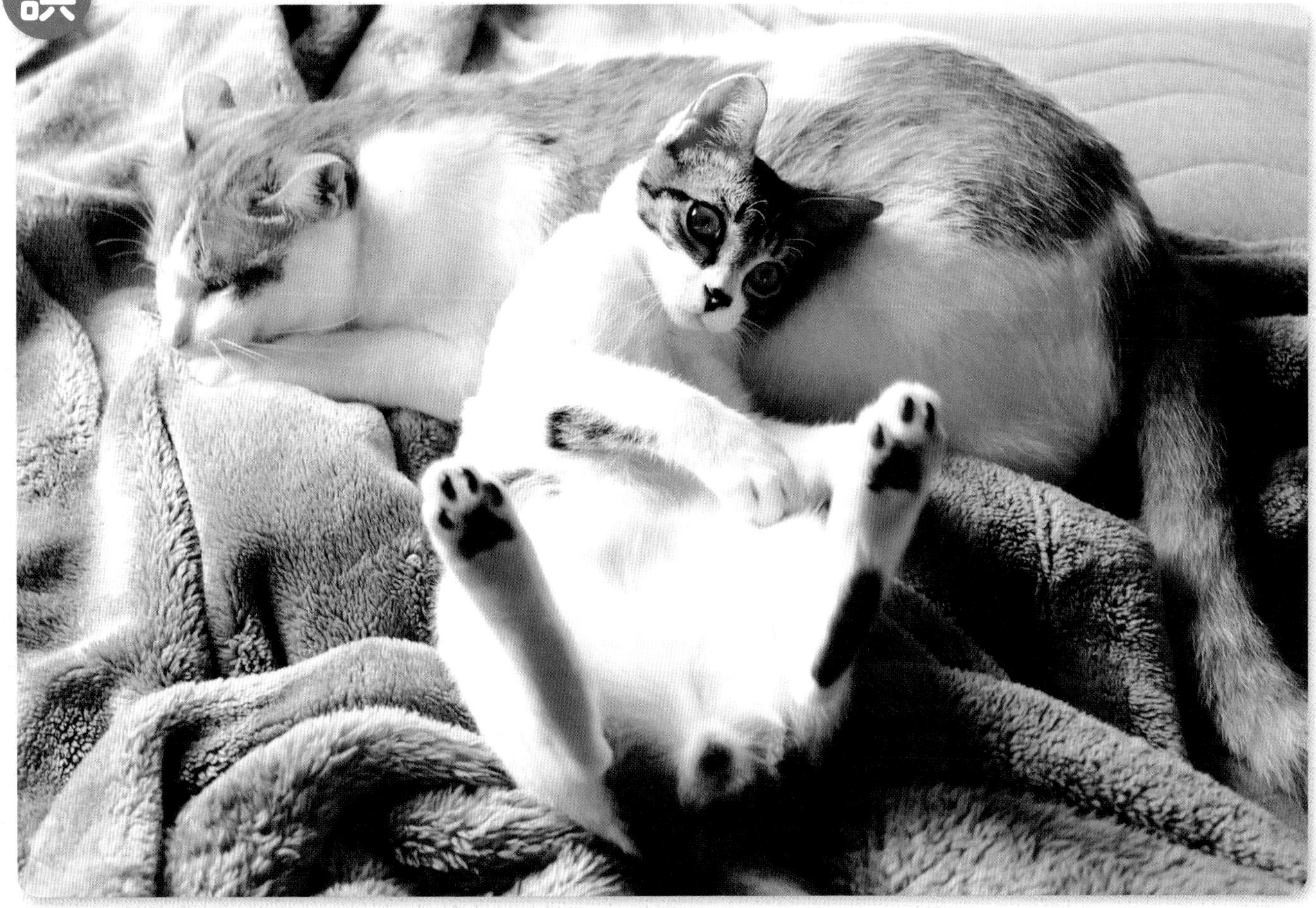

➡解答は66ページ

22 追求ねこ

この石。角度はいいが、
寝るには少し硬すぎる…
うーん。これもダメかぁ

1分で見つけた数	個
全部見つけるまでの時間	分　秒

正

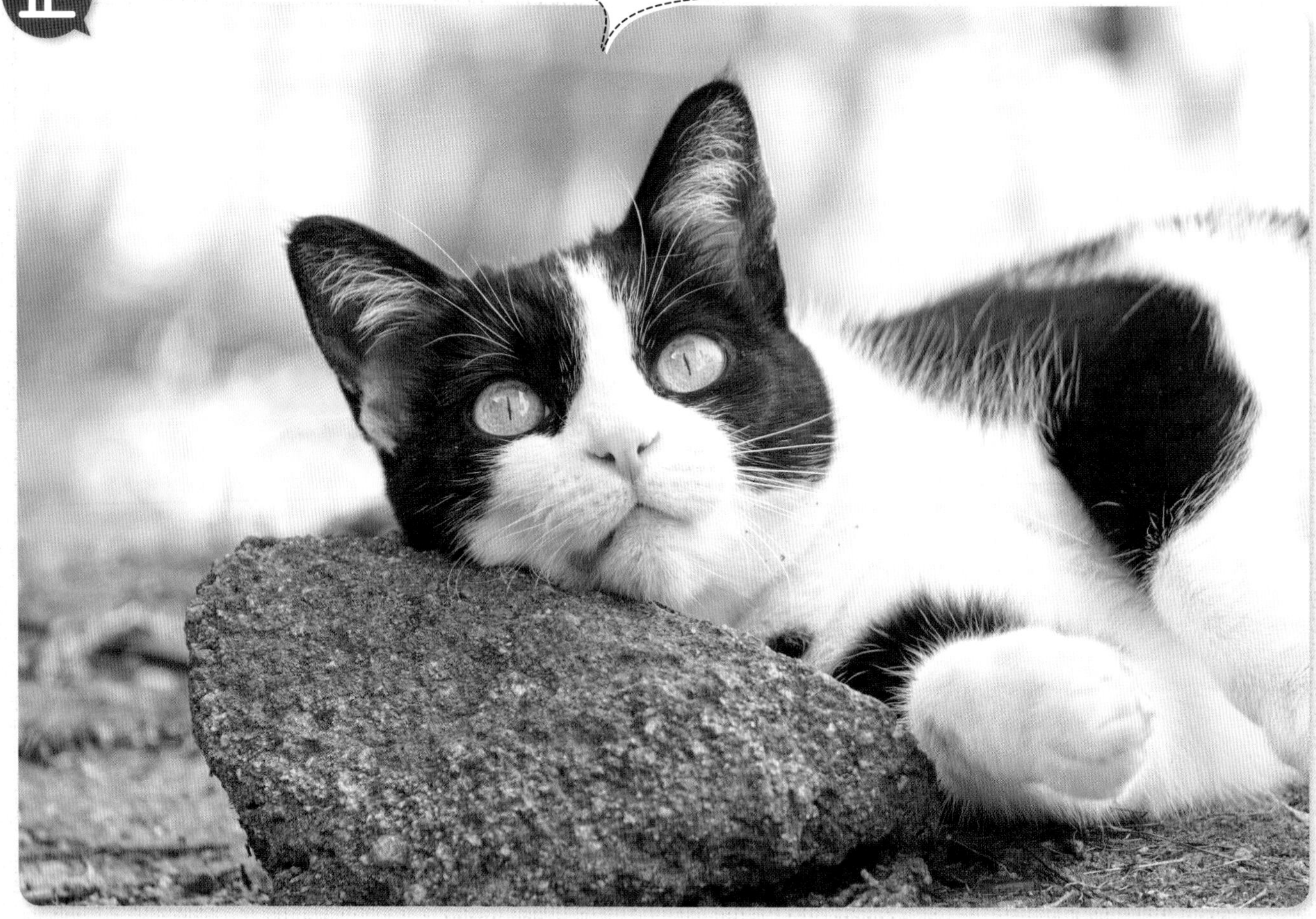

誤

まちがいは5つ。1分で探してにゃ。

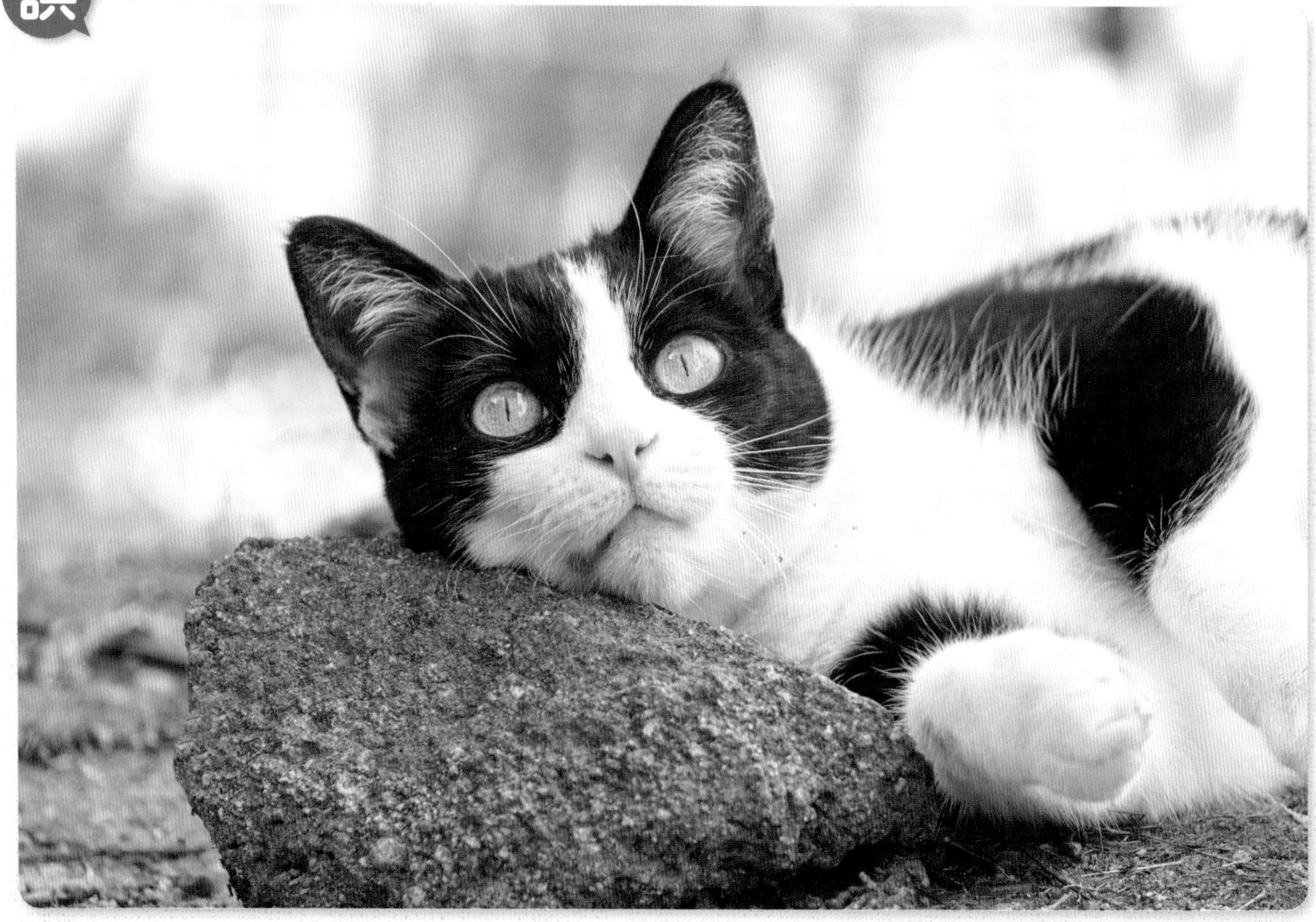

➡解答は66ページ

23 お招きねこ

わが家へようこそ。
ささ、奥へ奥へ

1分で見つけた数	個
全部見つけるまでの時間	分　秒

正

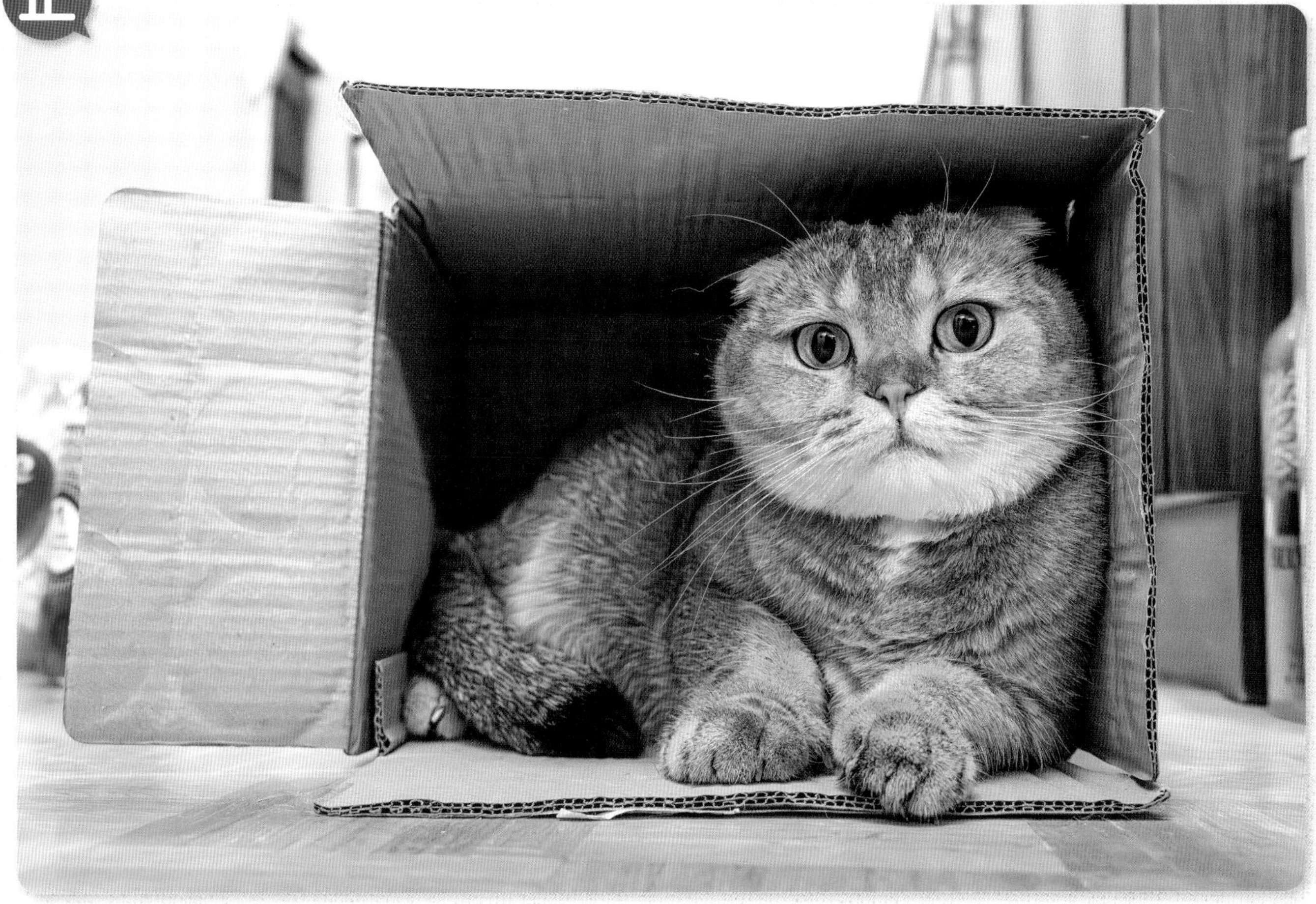

誤

まちがいは5つ。1分で探してにゃ。

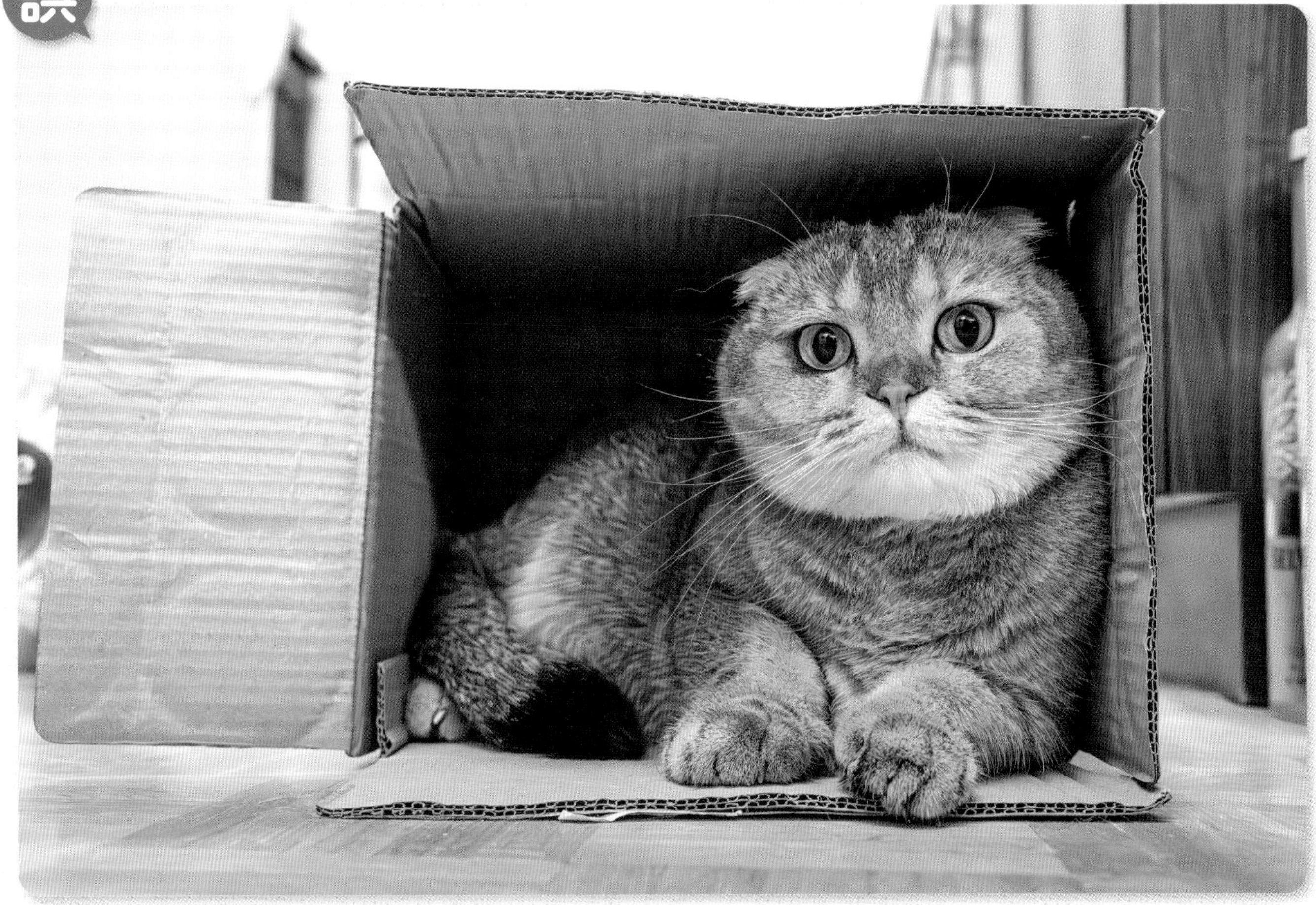

➲解答は66ページ

24 床暖房導入決定ねこ

1分で見つけた数	個
全部見つけるまでの時間	分　秒

正

じゃあ毛布は
卒業だ――――！

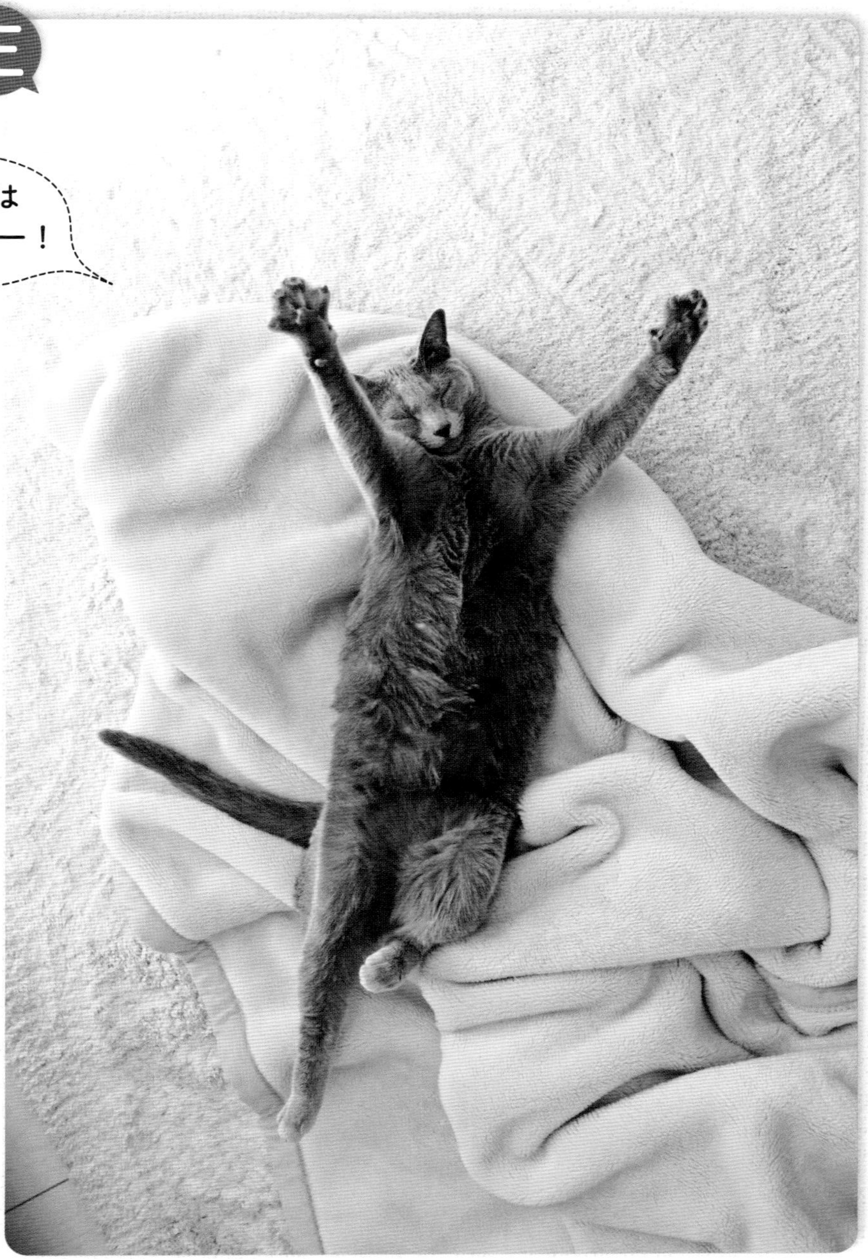

誤

まちがいは5つ。1分で探してにゃ。

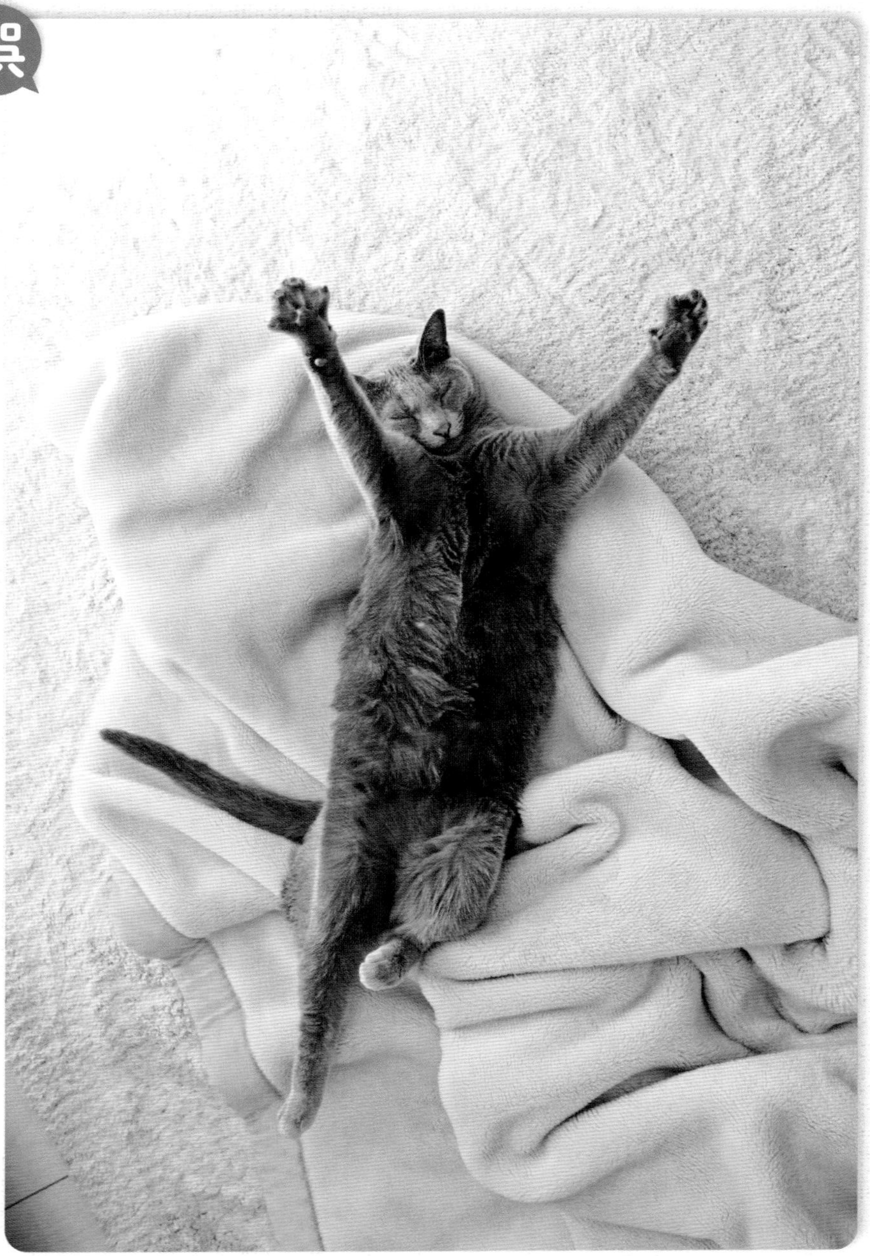

➡解答は67ページ

25 あるあるねこ

1分で見つけた数	個
全部見つけるまでの時間	分　秒

それ、ずっと前からやってるにゃ

お、新しいカリカリのCM！

正

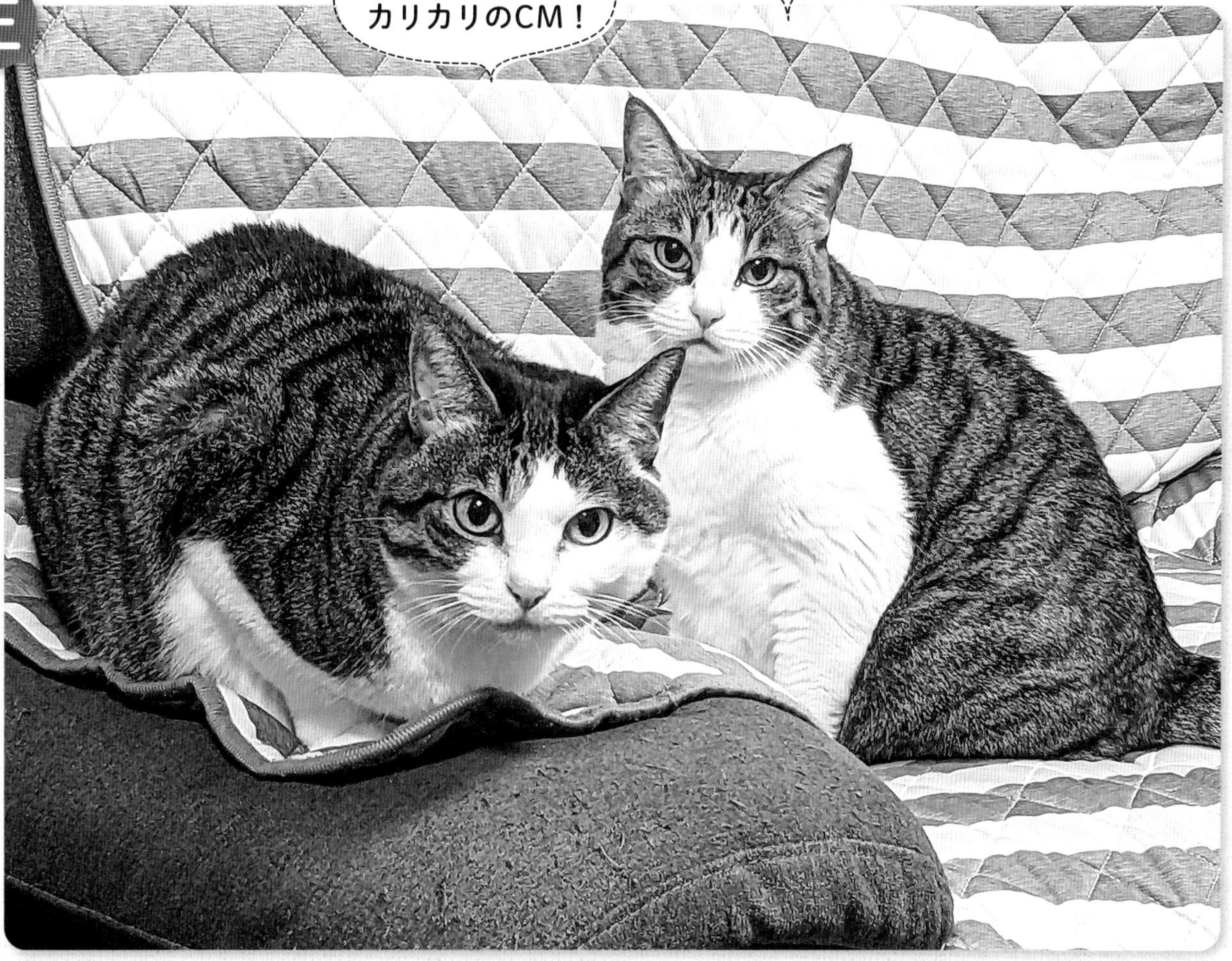

東京都／高橋さんちのききちゃん（右）、ららちゃん（左）

誤

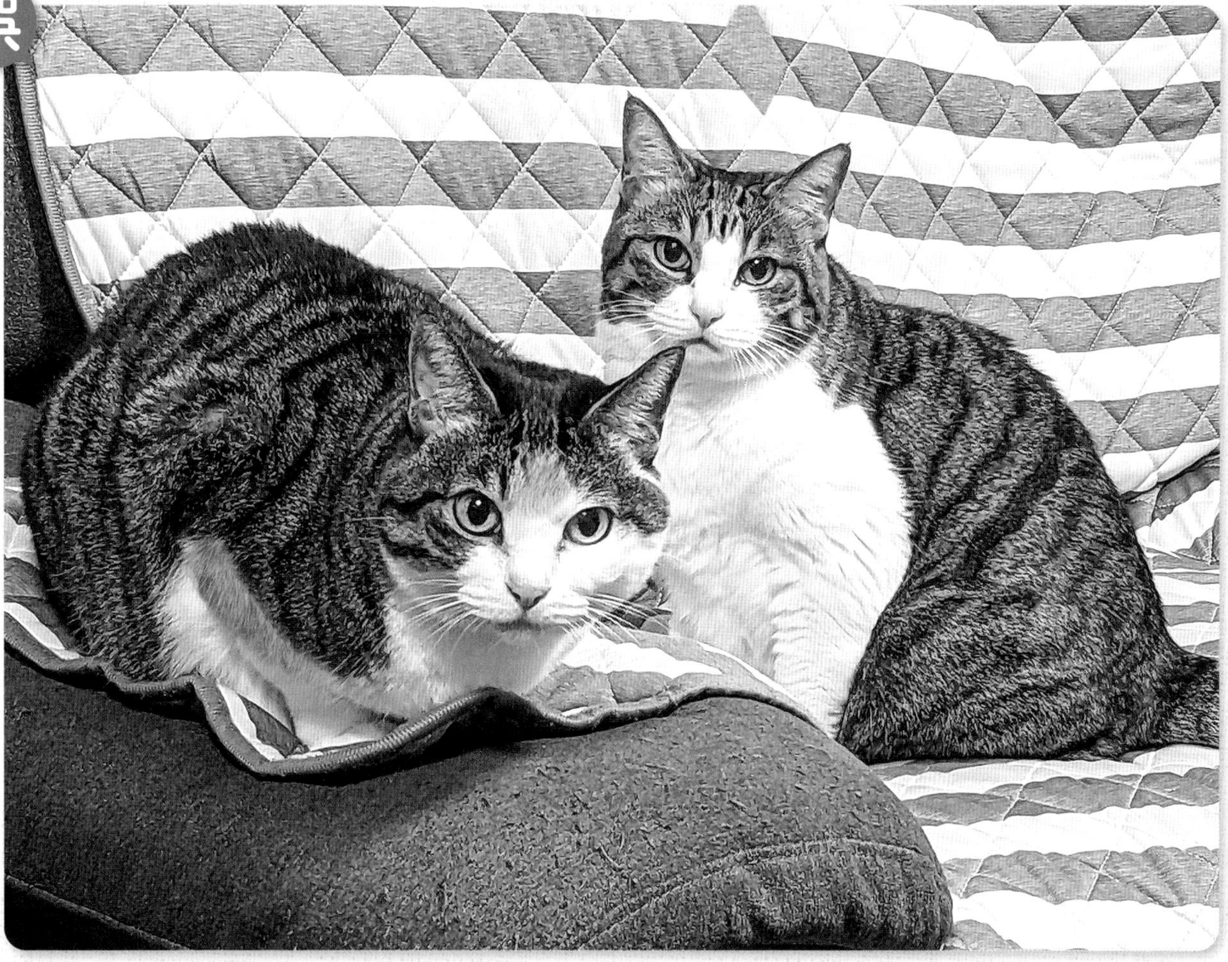

まちがいは5つ。1分で探してにゃ。

➡解答は67ページ

26 狐につままれたねこ

えっ。これから
お出かけじゃなくて
病院なの？

1分で見つけた数	個
全部見つけるまでの時間	分　秒

正

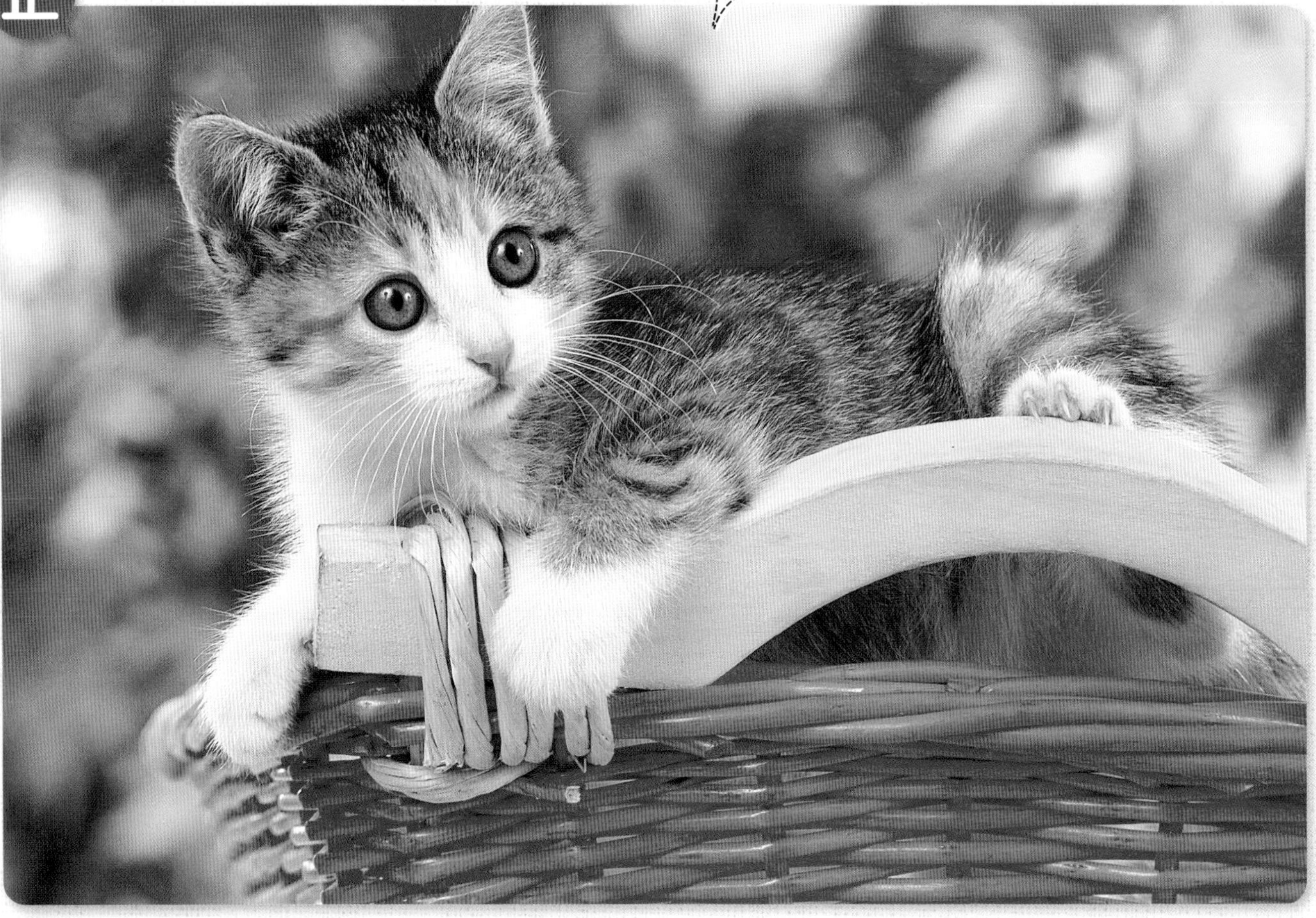

誤

まちがいは5つ。1分で探してにゃ。

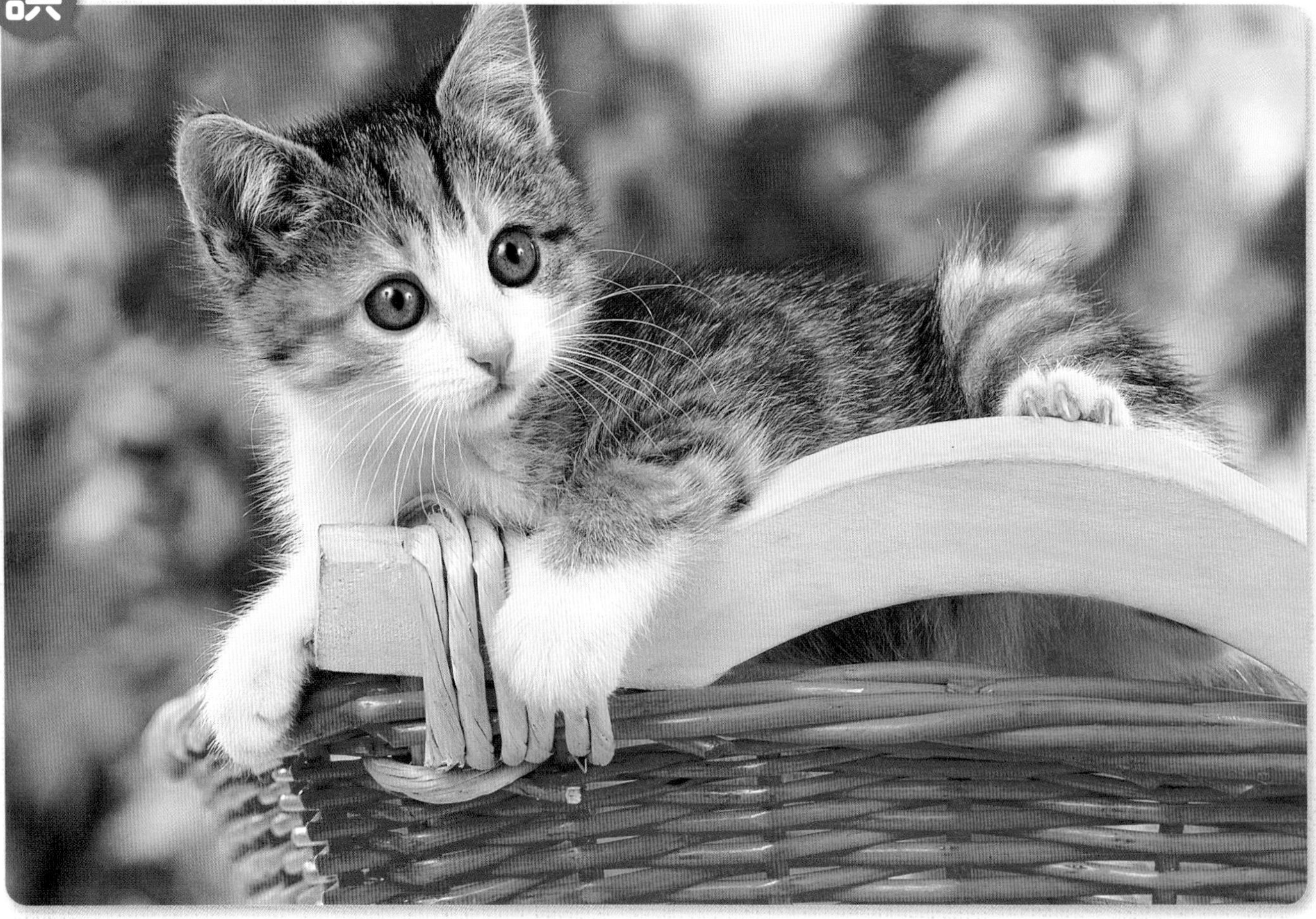

➡解答は67ページ

27 接待ねこ

さぁ、お茶会の用意が
できましたにゃ

1分で見つけた数	個
全部見つけるまでの時間	分　秒

正

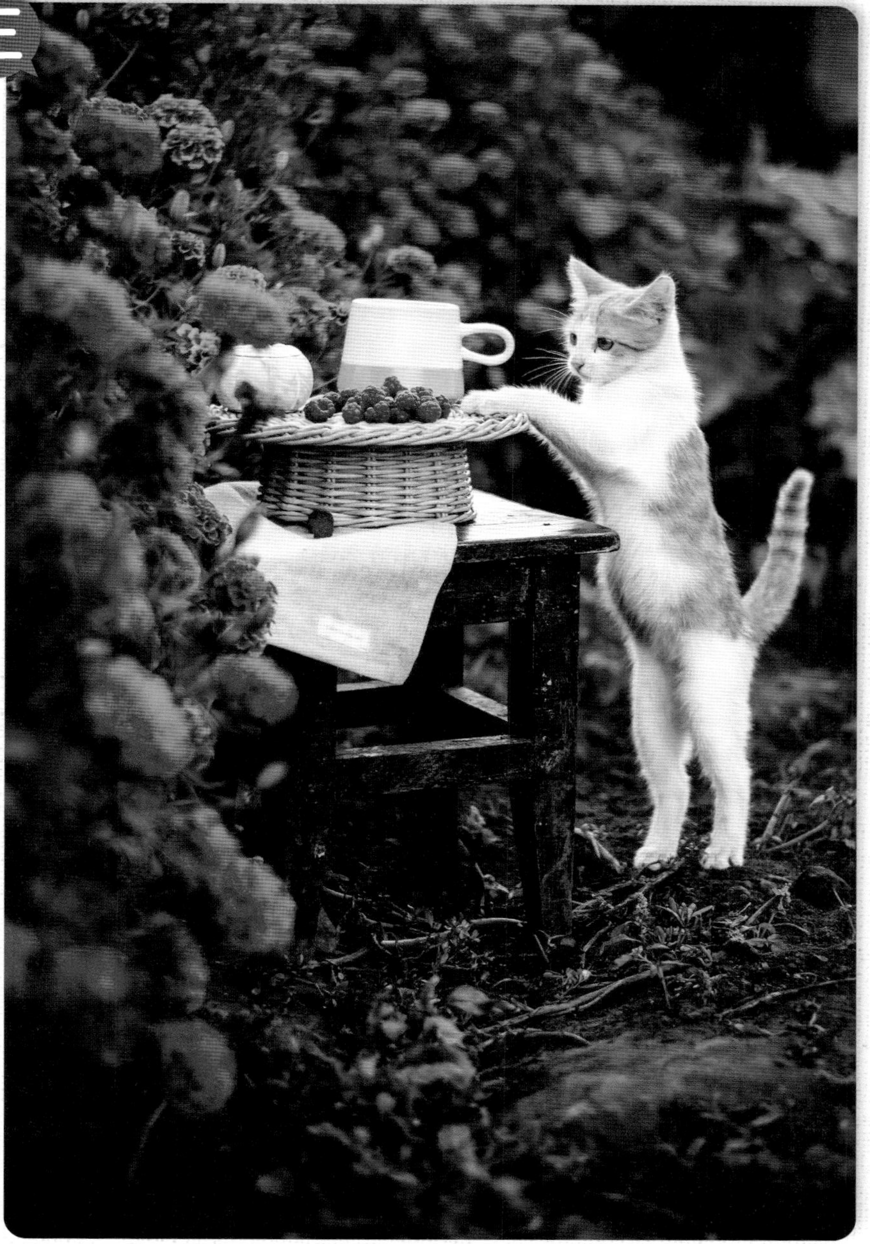

まちがいは5つ。1分で探してにゃ。

誤

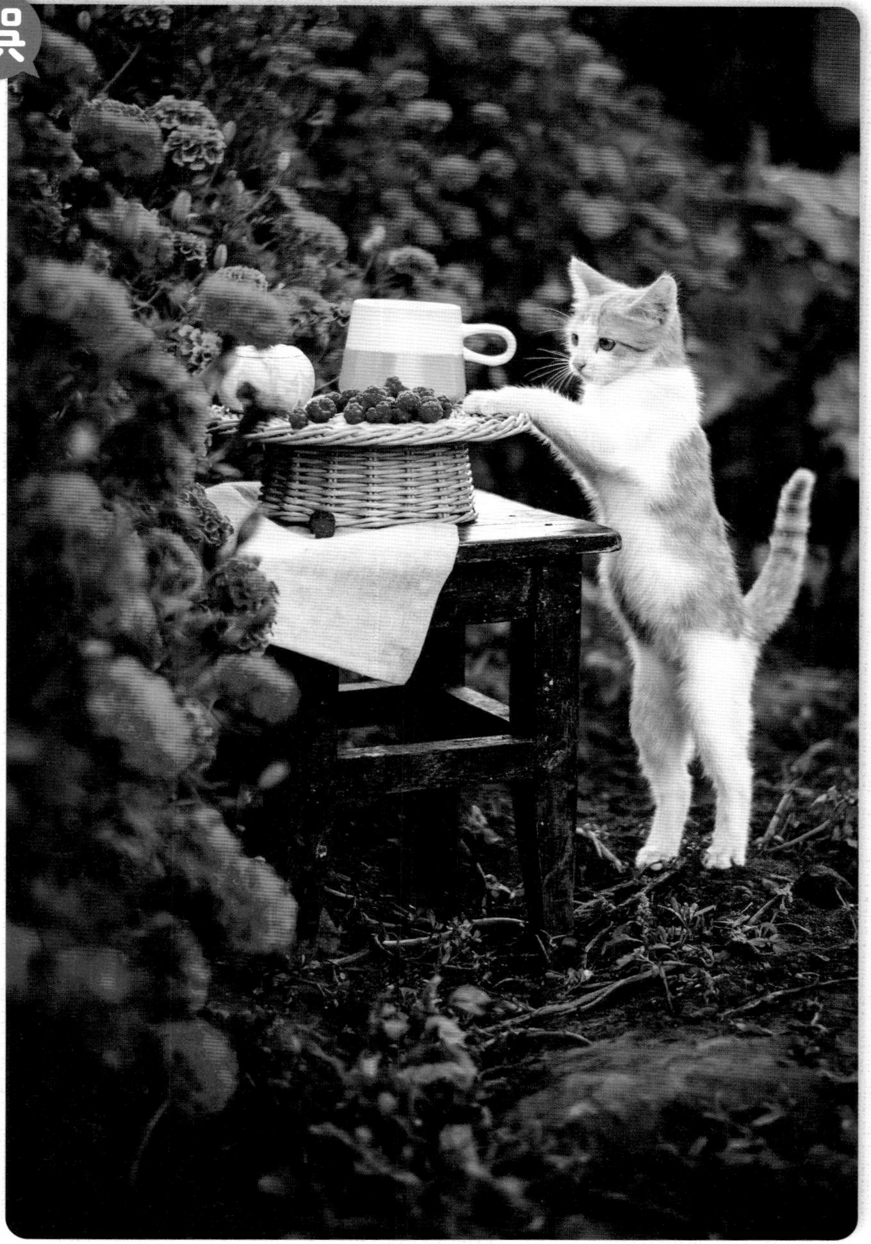

➡解答は67ページ

28 社会人ねこ

っしゃ――!!
明日から7連休にゃ――!!!

1分で見つけた数	個
全部見つけるまでの時間	分　秒

正

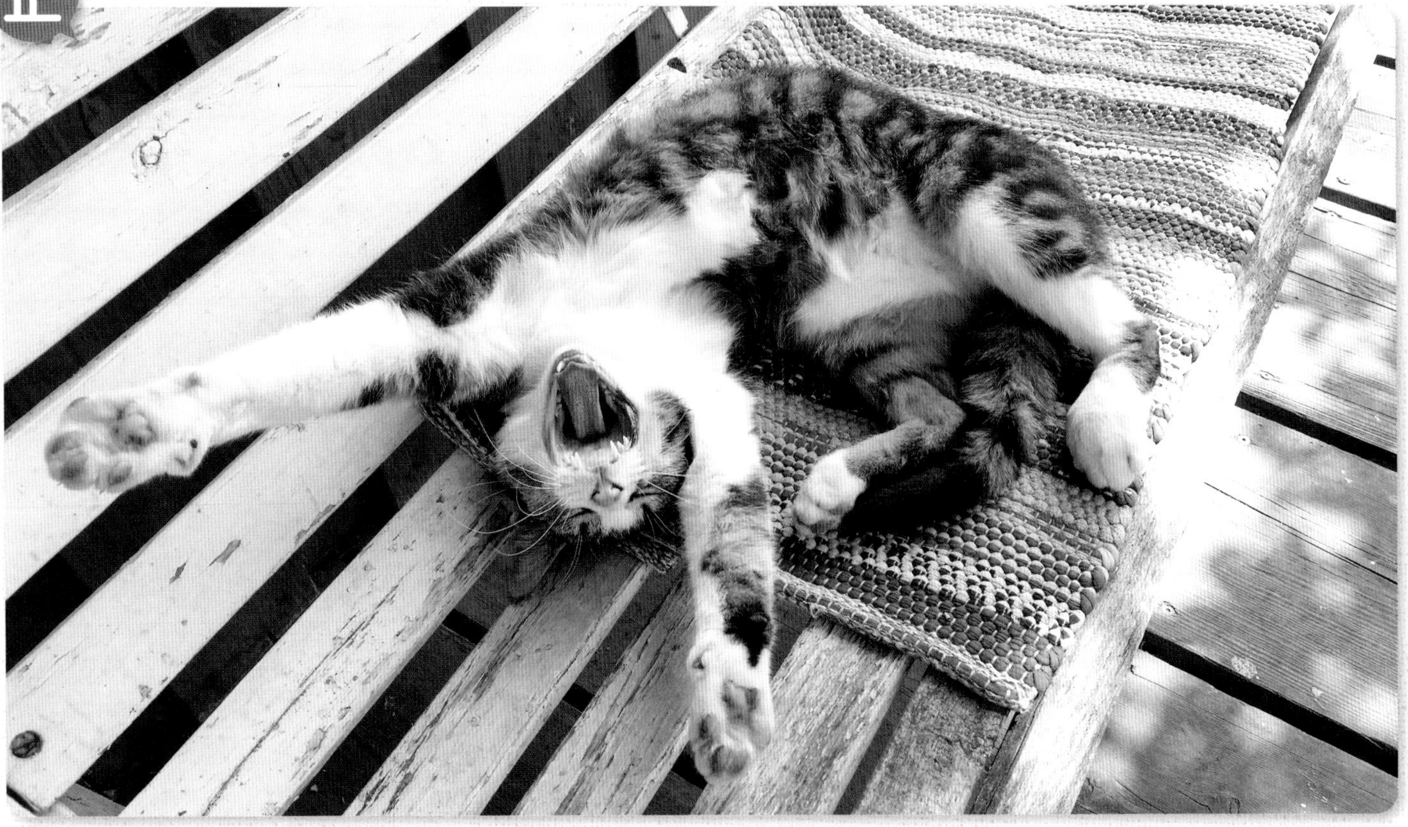

誤　まちがいは5つ。1分で探してにゃ。

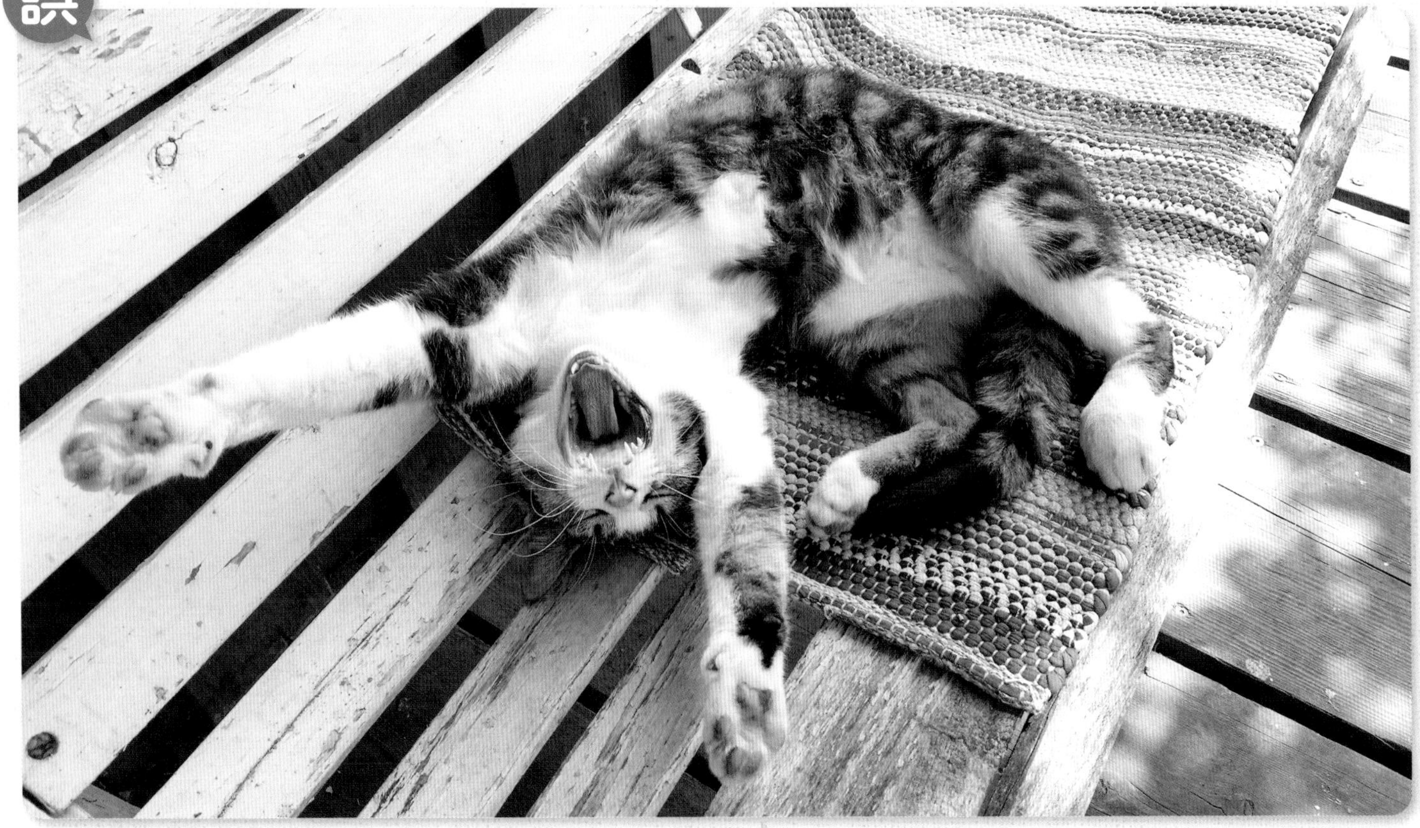

➡解答は67ページ

29 ぼちぼちねこ

ポチポチでんな～
（なんつって）

最近
どうよ？

1分で見つけた数		個
全部見つけるまでの時間	分	秒

正

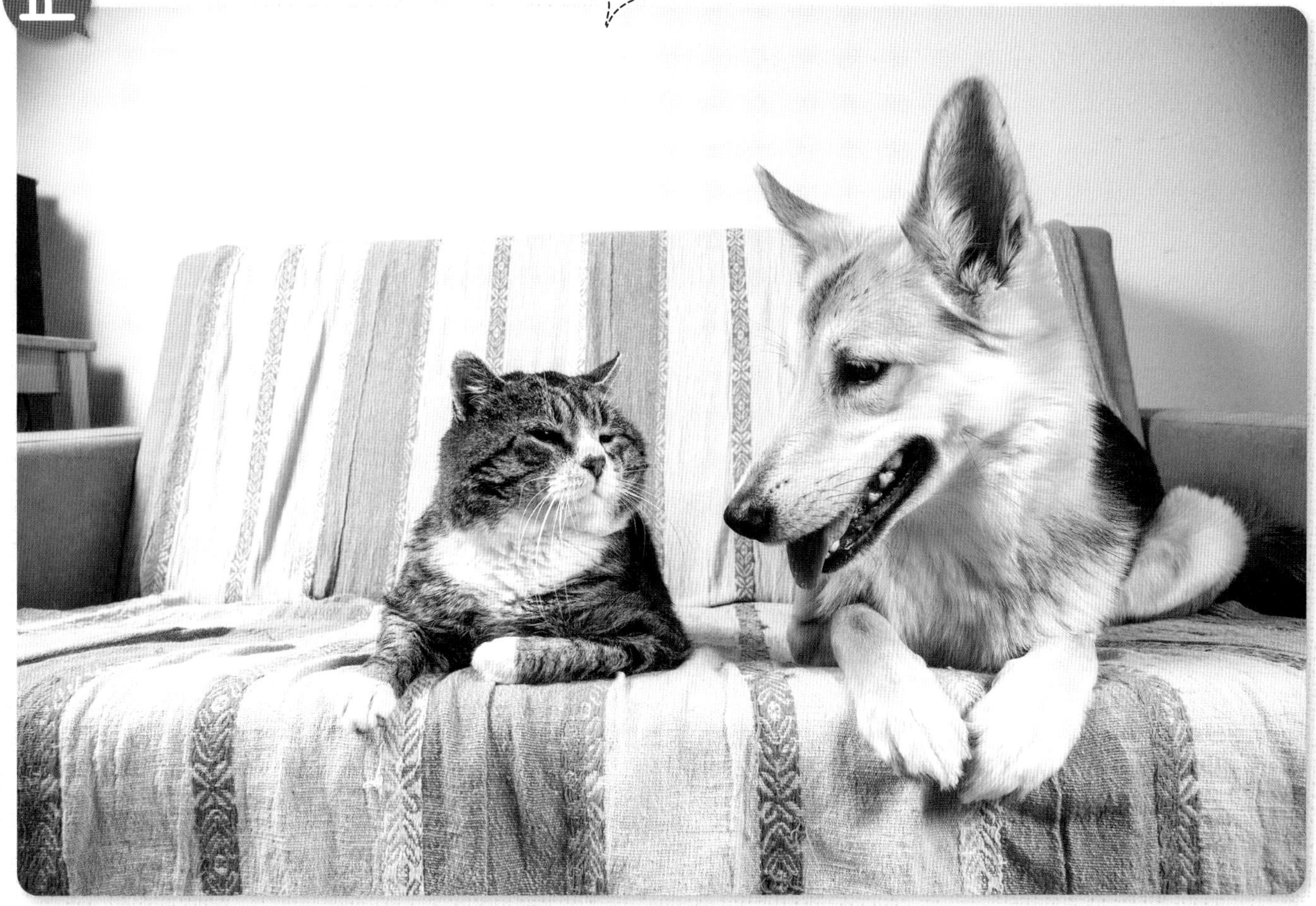

誤 まちがいは５つ。１分で探してにゃ。

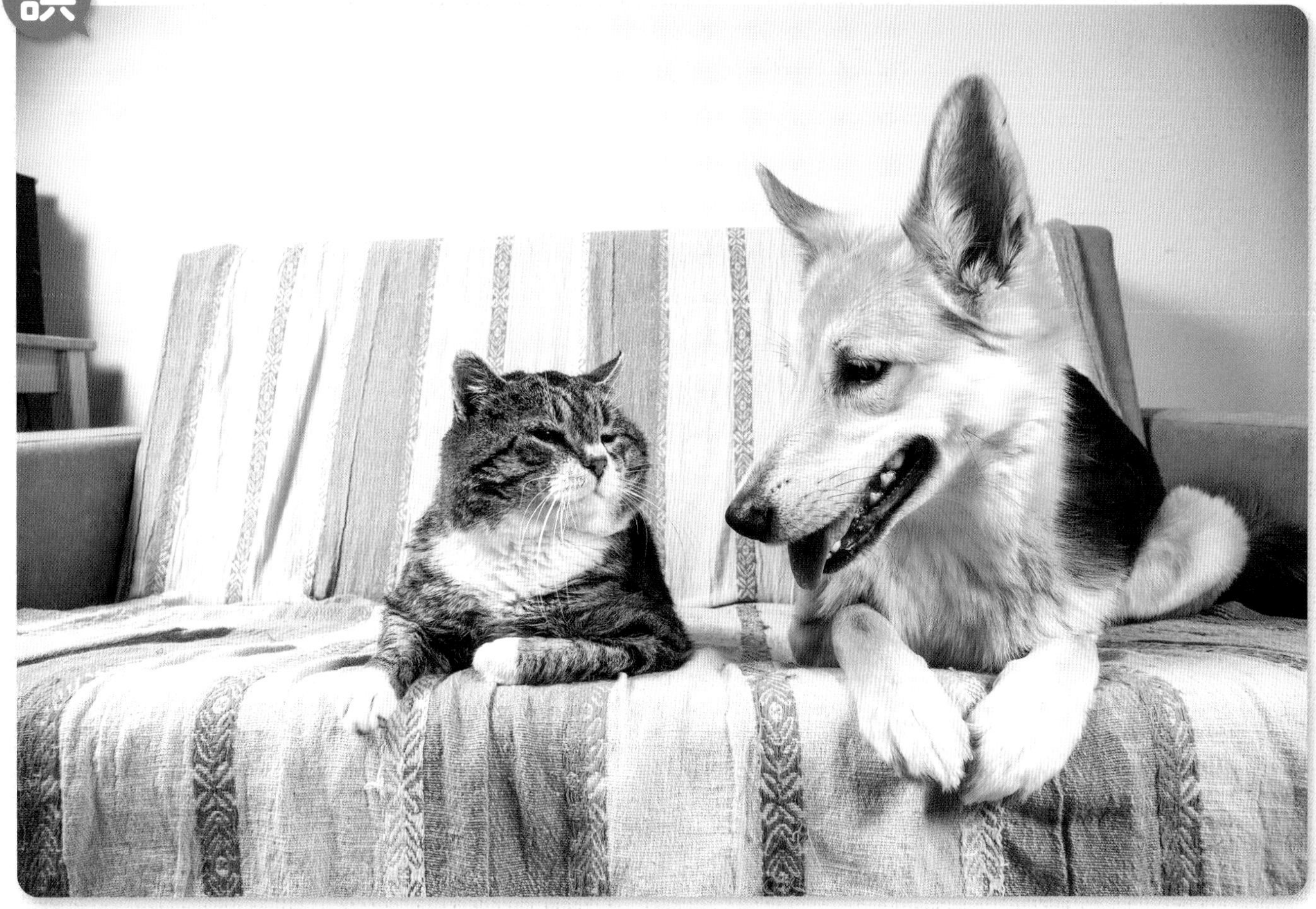

➡解答は67ページ

30 もう少しねこ

春から読み始めて
「P」まできたにゃ。
もう秋にゃ…

1分で見つけた数	個
全部見つけるまでの時間	分　秒

正

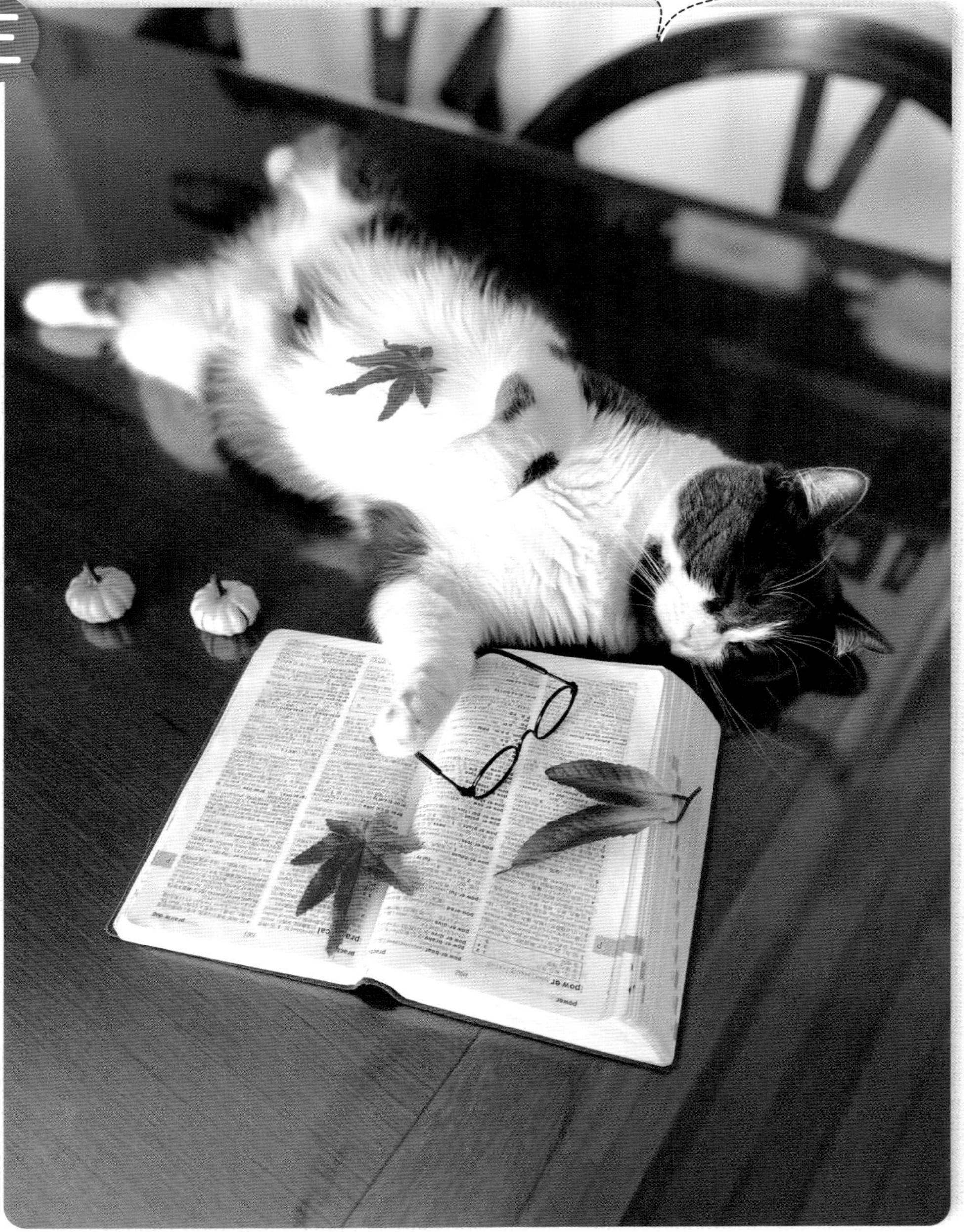

誤

まちがいは5つ。1分で探してにゃ。

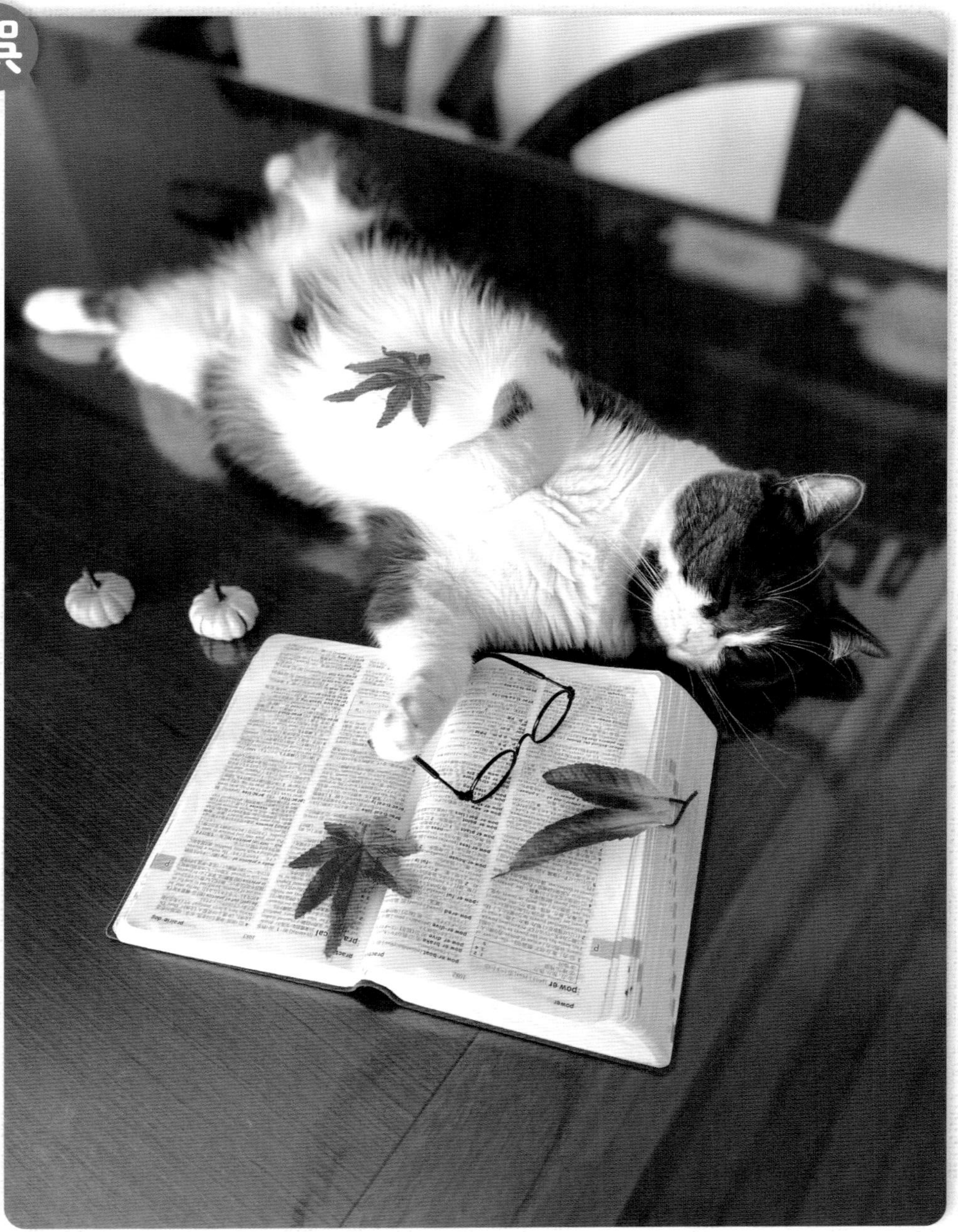

➡解答は67ページ

31 どうにかしたいねこ

おっ。ご主人だ。
…ん?! おい、
リュックのファスナー
が全開だぜ!!

1分で見つけた数	個
全部見つけるまでの時間	分　秒

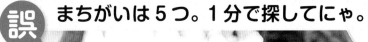

正

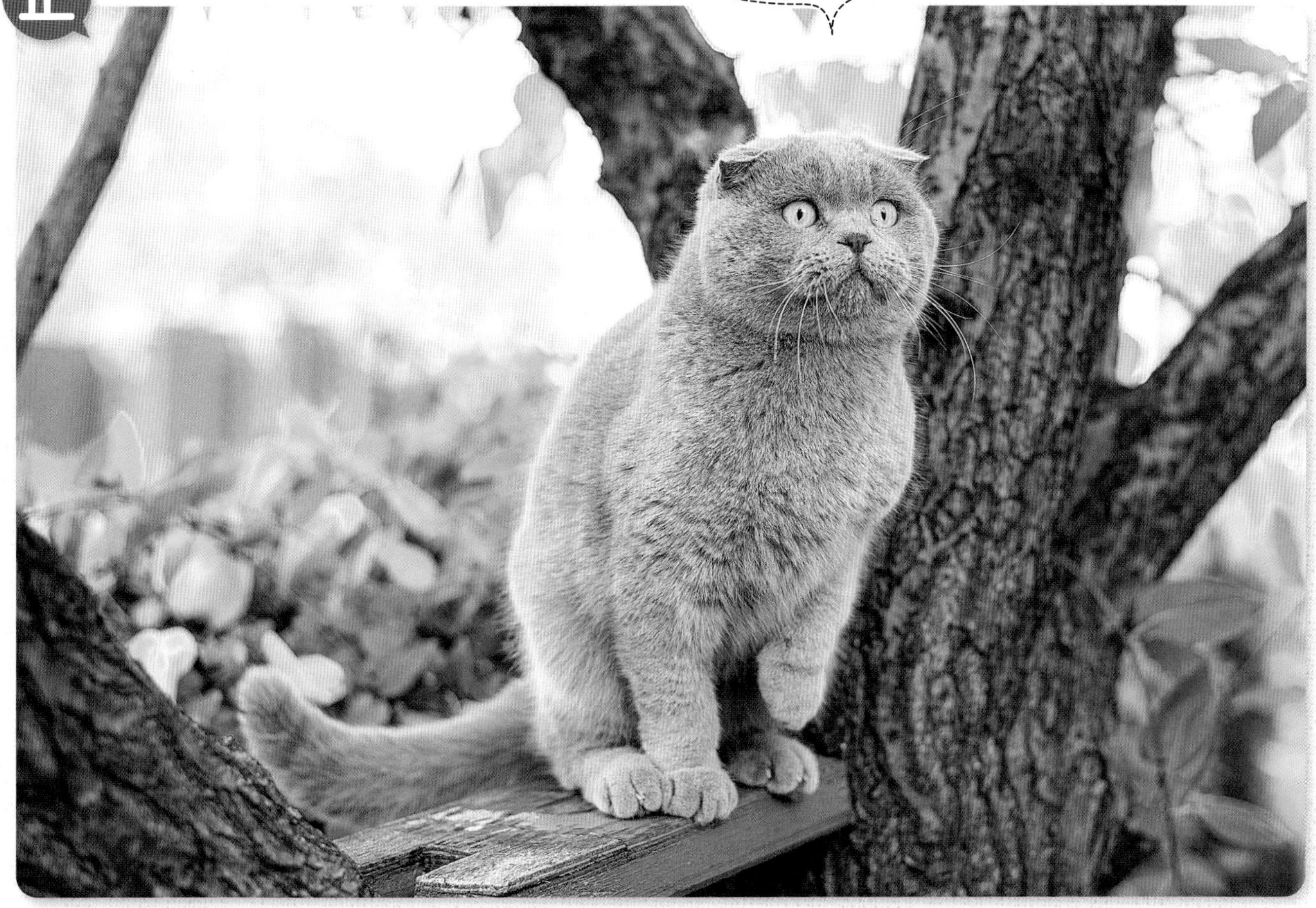

誤　まちがいは５つ。１分で探してにゃ。

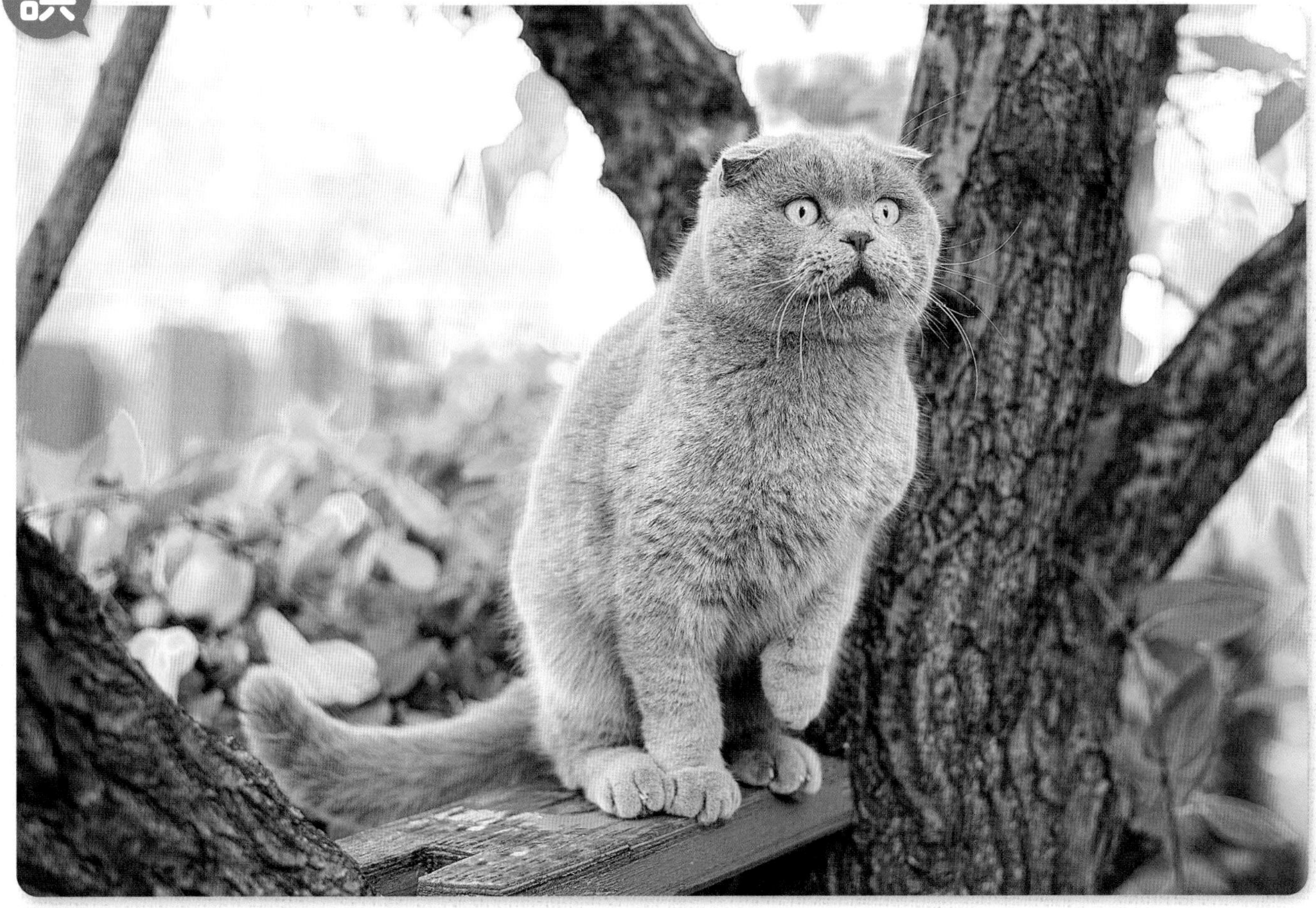

➡解答は67ページ

32 ディスコねこ

あ。これ
あたしの好きな曲

1分で見つけた数		個
全部見つけるまでの時間	分	秒

正

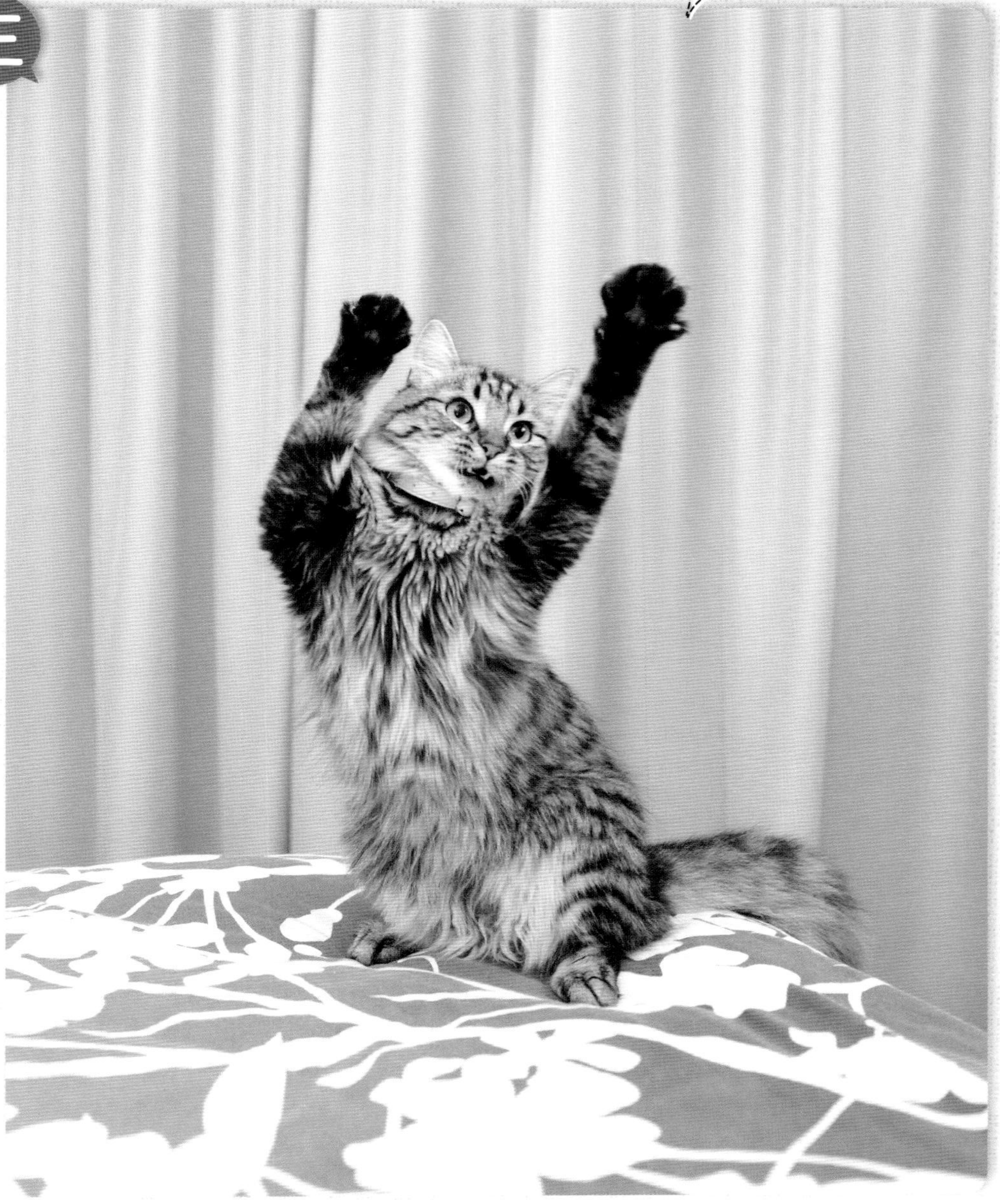

誤

まちがいは5つ。1分で探してにゃ。

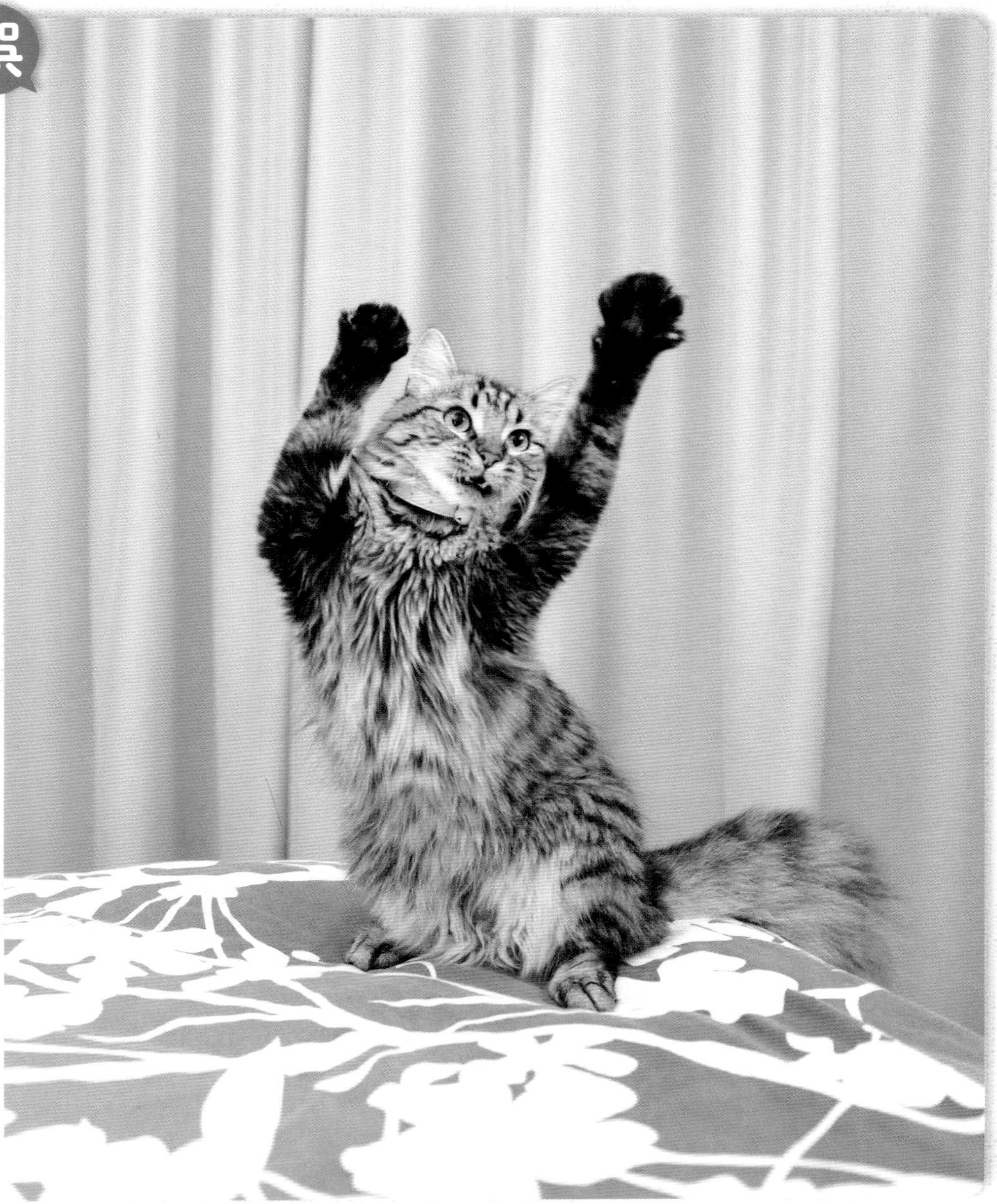

➡解答は68ページ

33 筋トレ ムキムキねこ

3ヵ月で作り上げた
このムキムキボディを
見るにゃ

1分で見つけた数	個
全部見つけるまでの時間	分　秒

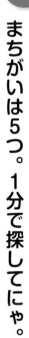

正

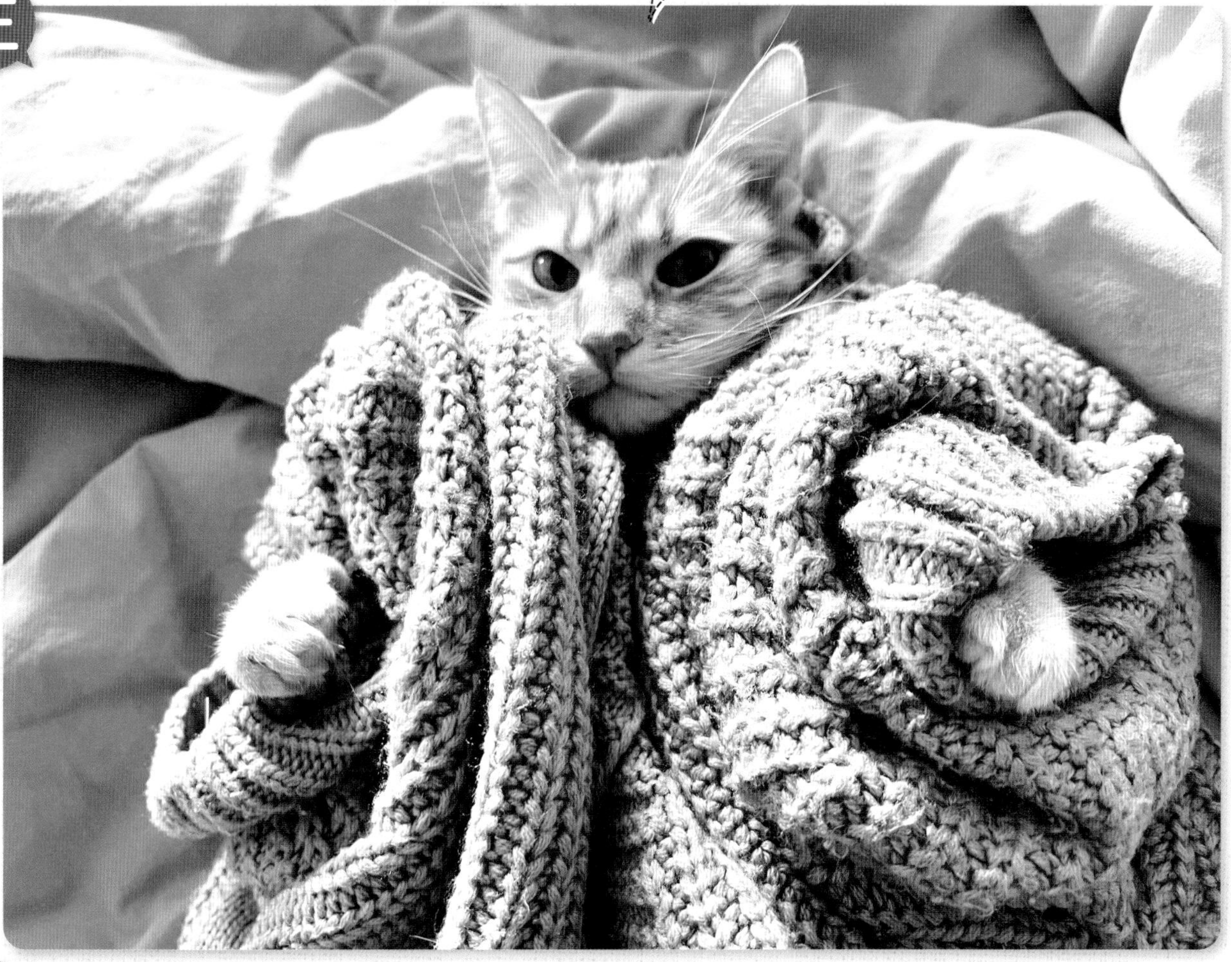

誤

まちがいは5つ。1分で探してにゃ。

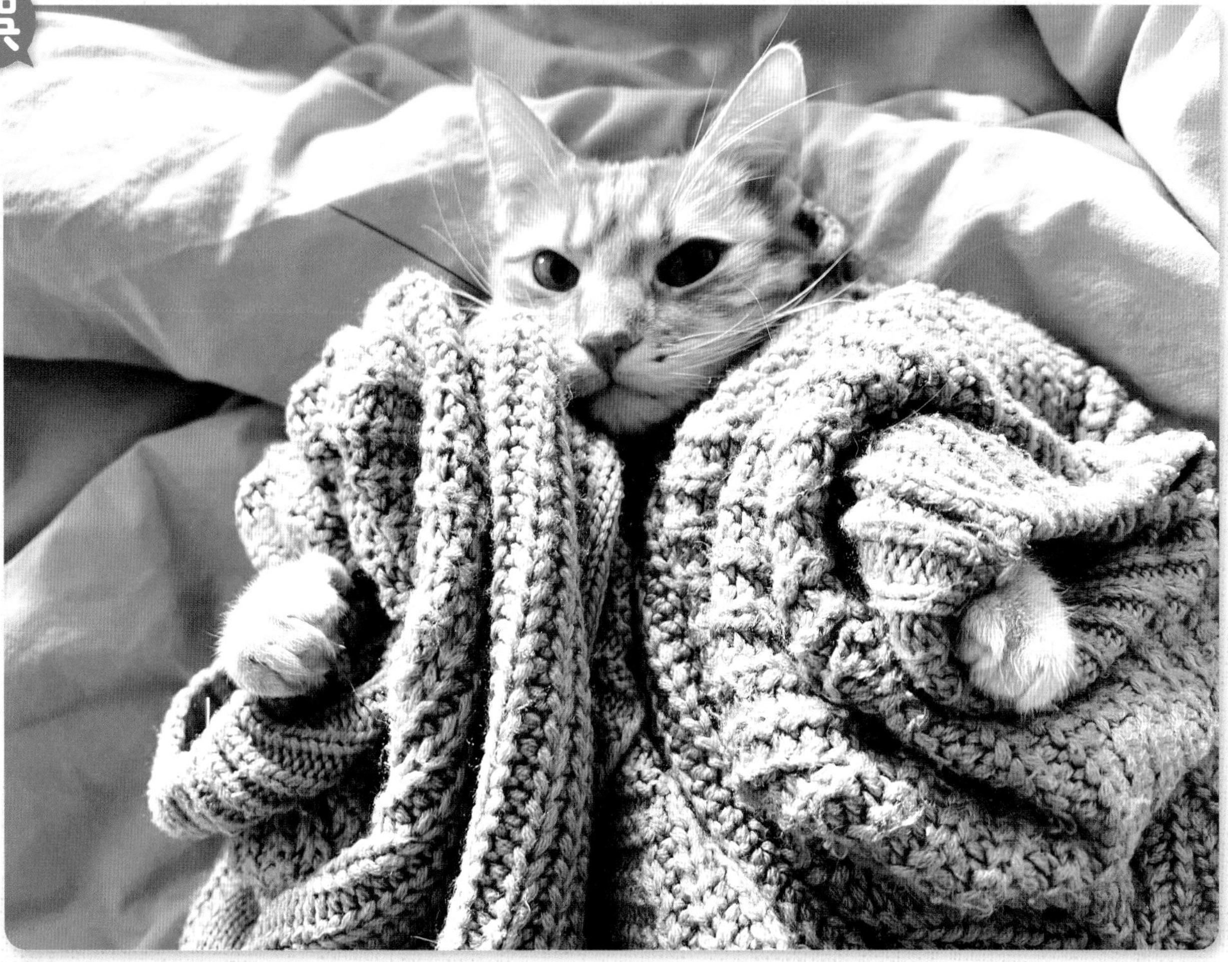

➡解答は68ページ

34 流れ星ねこ

シューン!!
さぁボクたちがいなくなる前に
3回お願いごといえるかにゃ？

1分で見つけた数	個
全部見つけるまでの時間	分　秒

正

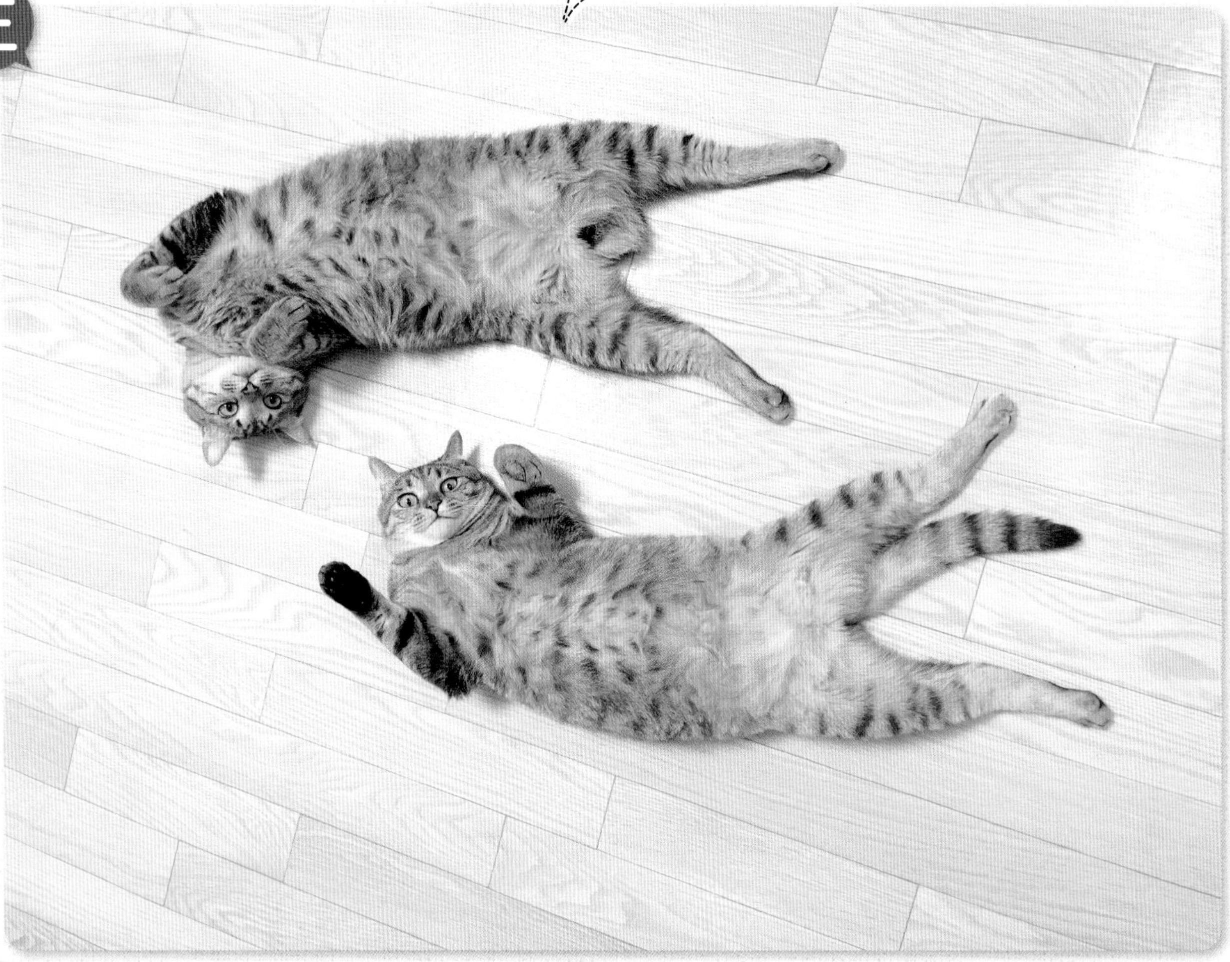

誤

まちがいは5つ。1分で探してにゃ。

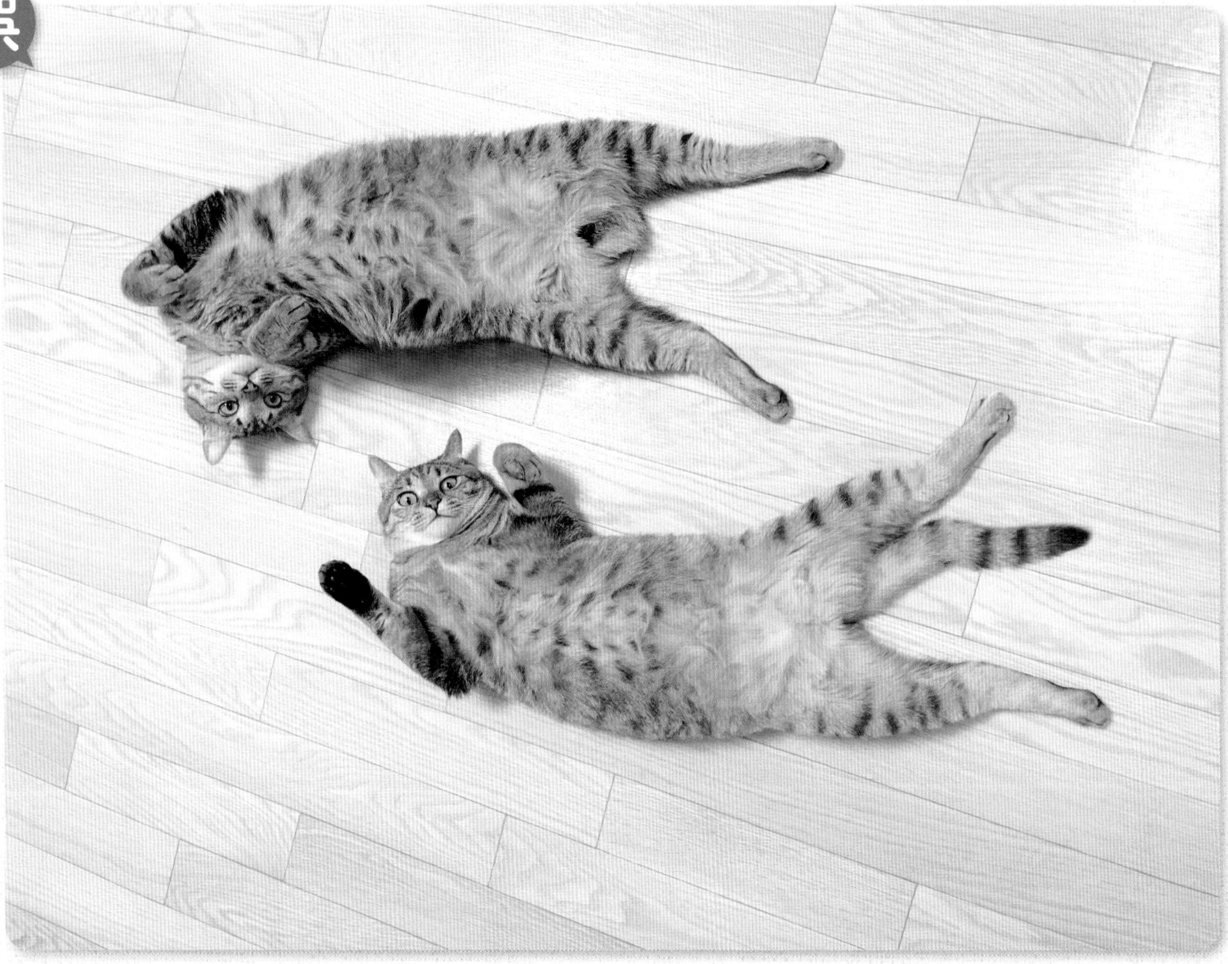

➡解答は68ページ

35 バレーねこ

Aクイック！
と、見せかけて
フェイントにゃ

1分で見つけた数	個	
全部見つけるまでの時間	分	秒

正

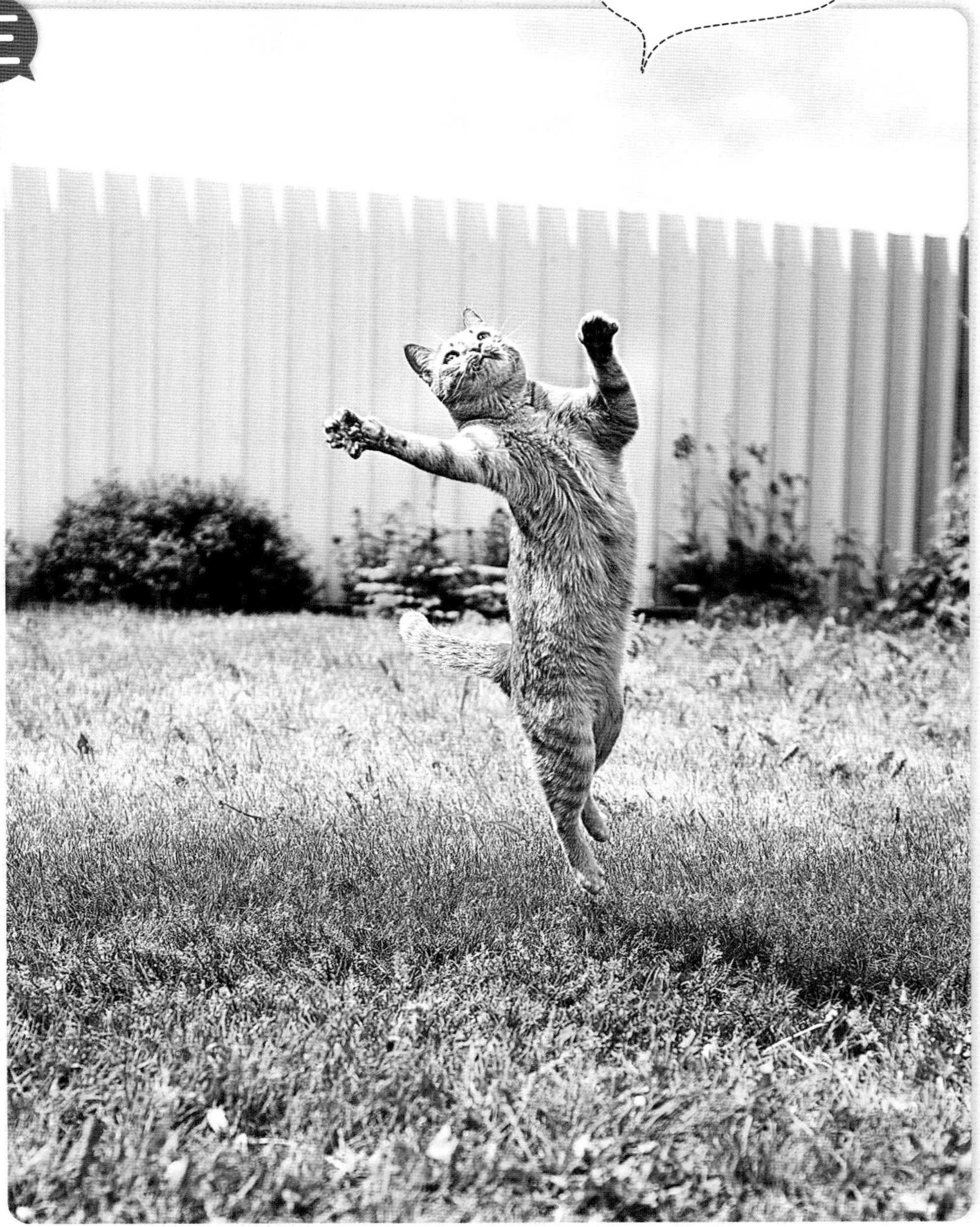

誤

まちがいは5つ。1分で探してにゃ。

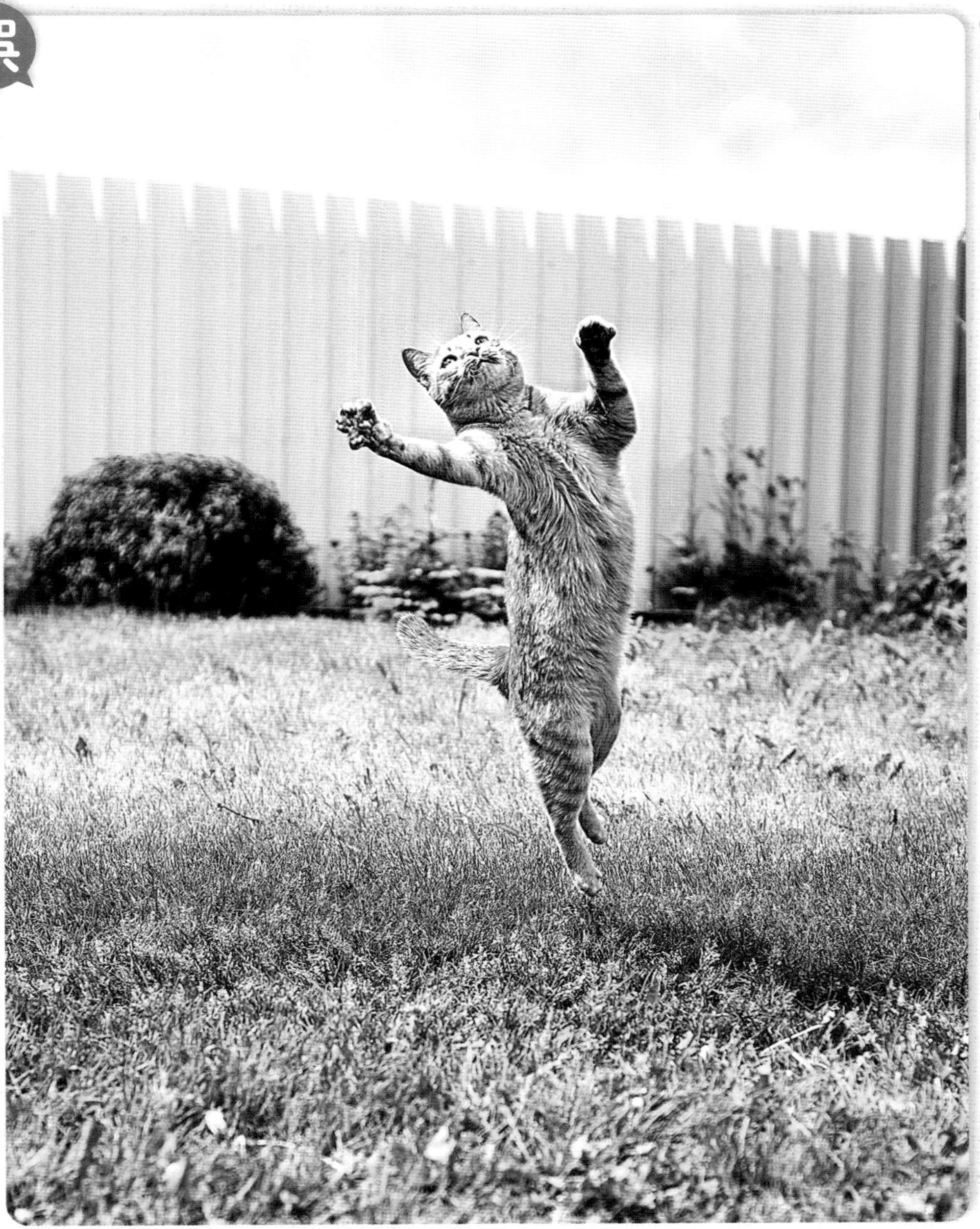

➡解答は68ページ

36 あまえねこ

早く!! 早く!!
モフってぇ〜!!

1分で見つけた数	個	
全部見つけるまでの時間	分	秒

正

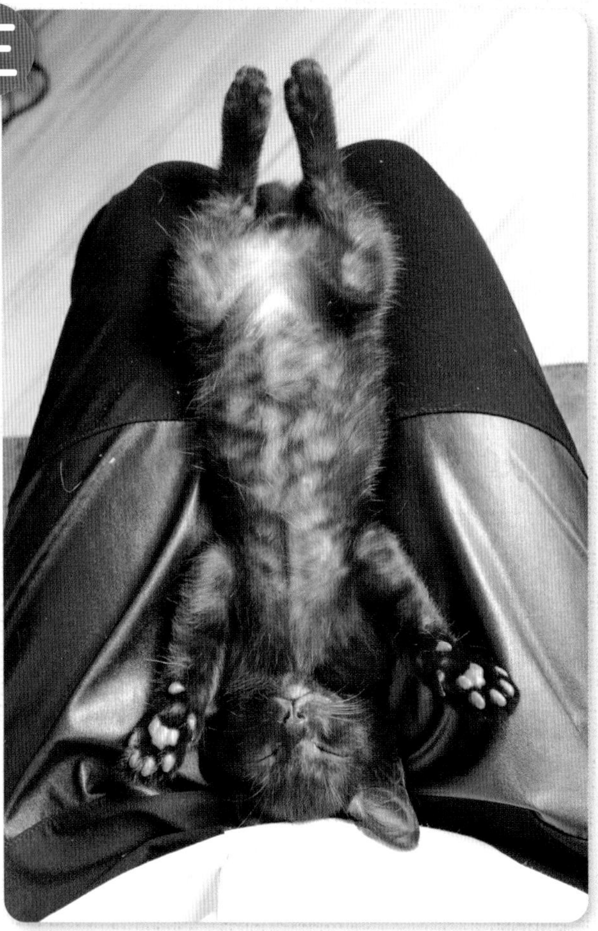

誤

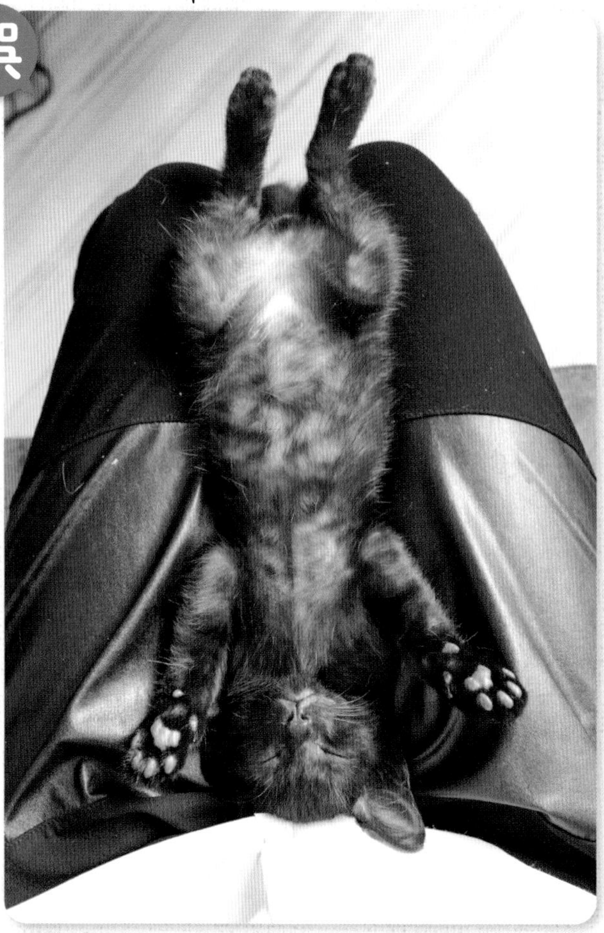

まちがいは5つ。1分で探してにゃ。

➡解答は68ページ

37 レスキューねこ

君を助けにきたにゃ！
この手につかまるにゃー！

1分で見つけた数	個	
全部見つけるまでの時間	分	秒

正

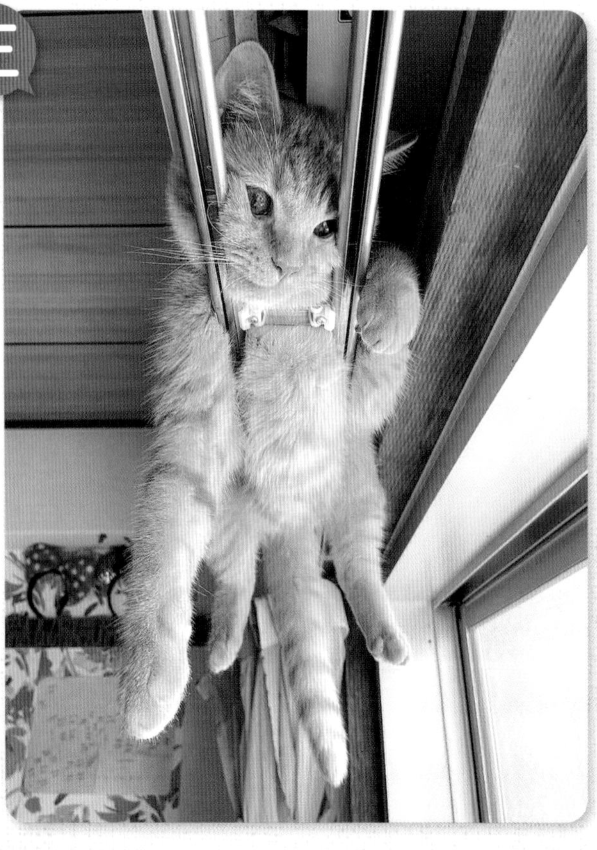

誤

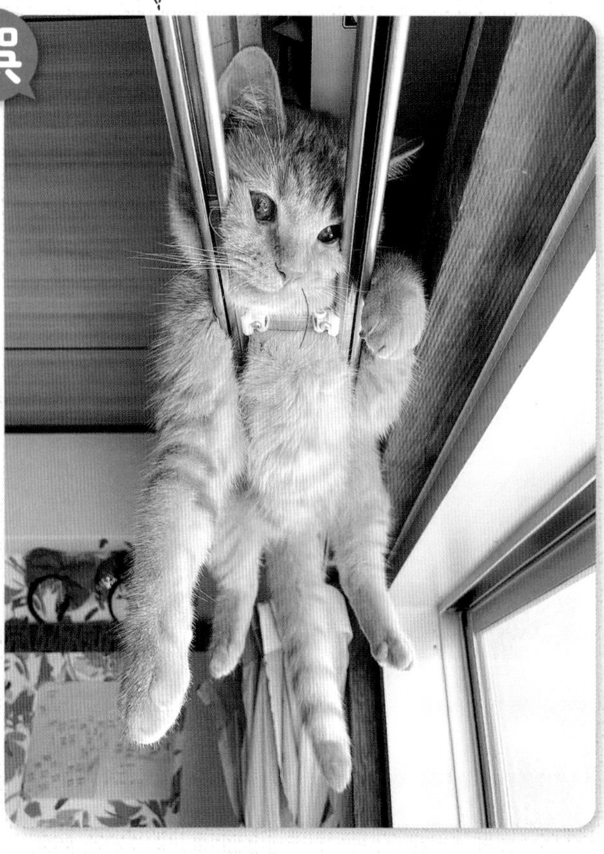

まちがいは5つ。1分で探してにゃ。

東京都／佐藤さんちのイヴくん

➡解答は68ページ

38 うかつねこ

げっ。電気消すの忘れてた。
もう立ちたくないよぉ

1分で見つけた数	個
全部見つけるまでの時間	分　秒

正

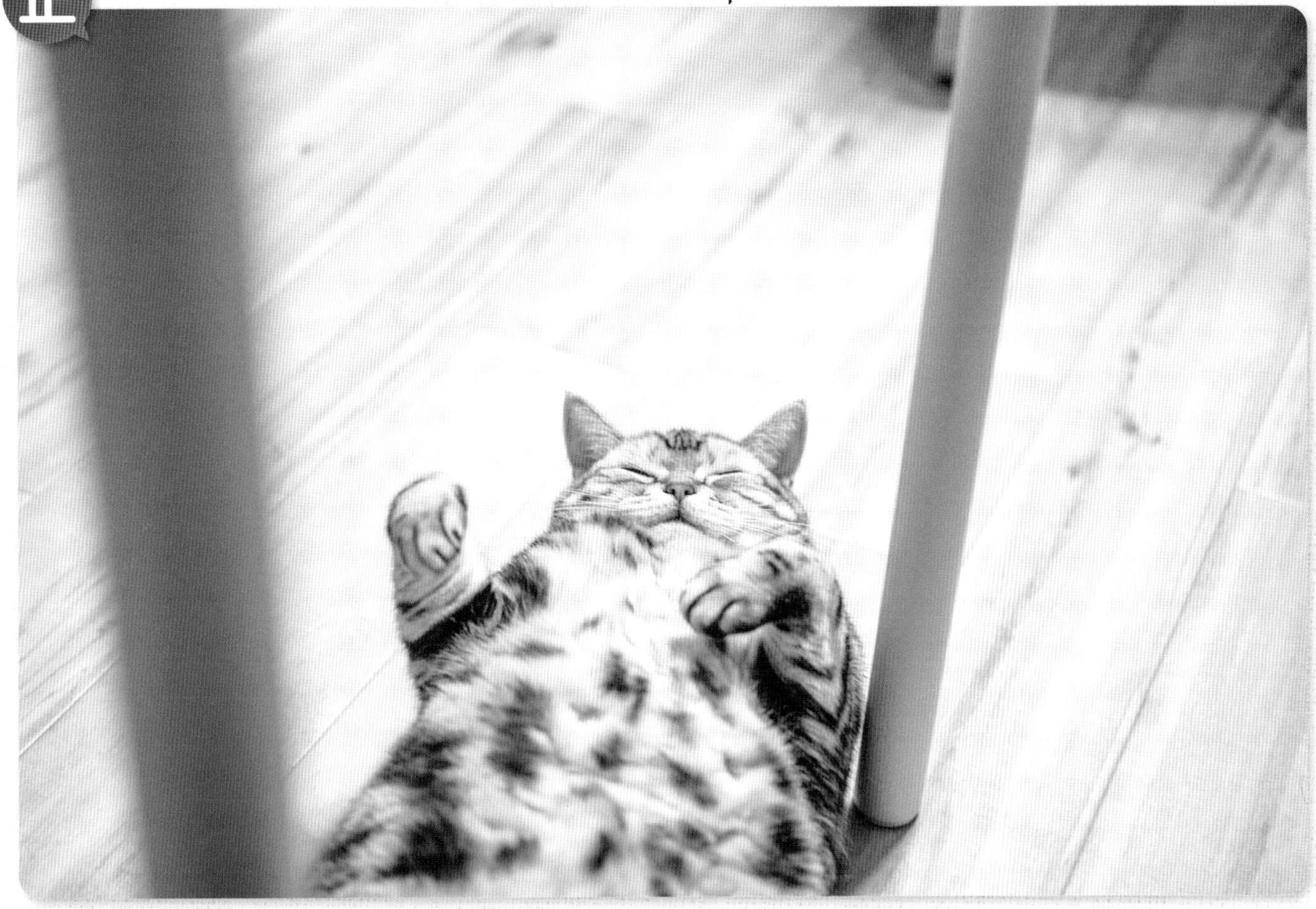

誤　まちがいは５つ。１分で探してにゃ。

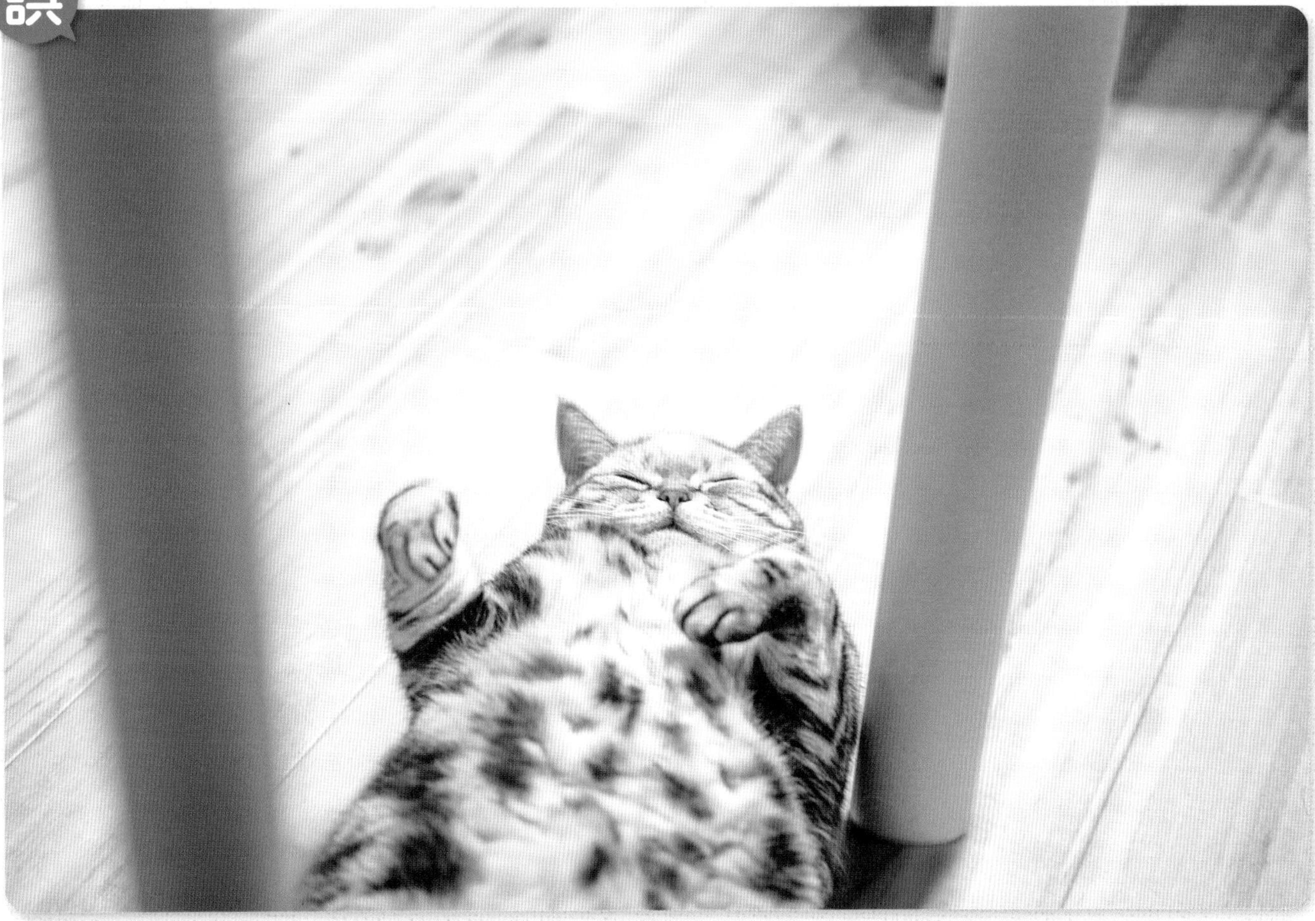

解答は69ページ

39

ハートねこ

正

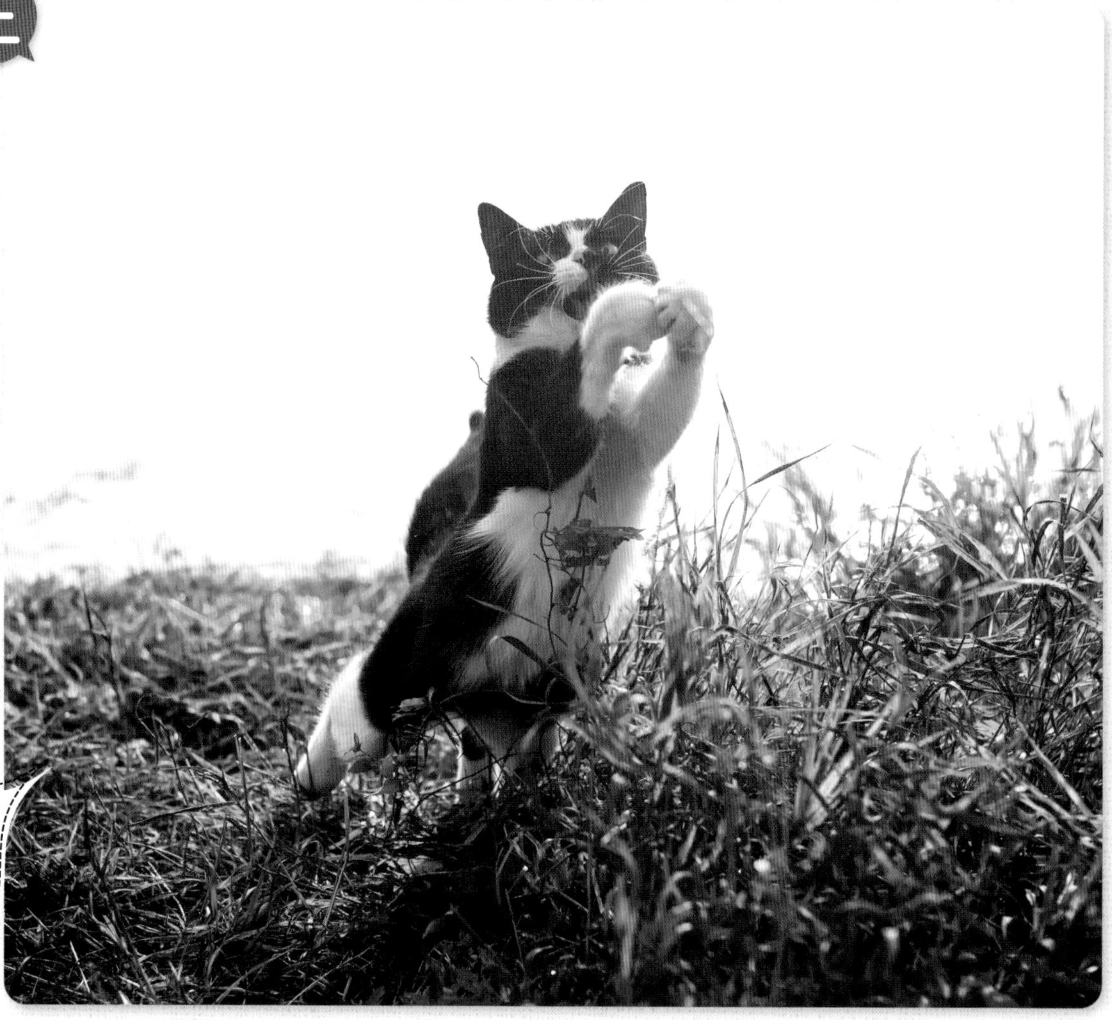

ちょっとあなた！
せっかくかわいい
ポーズしたのに
シャッター押すの
遅いのよ！

誤

まちがいは5つ。1分で探してにゃ。

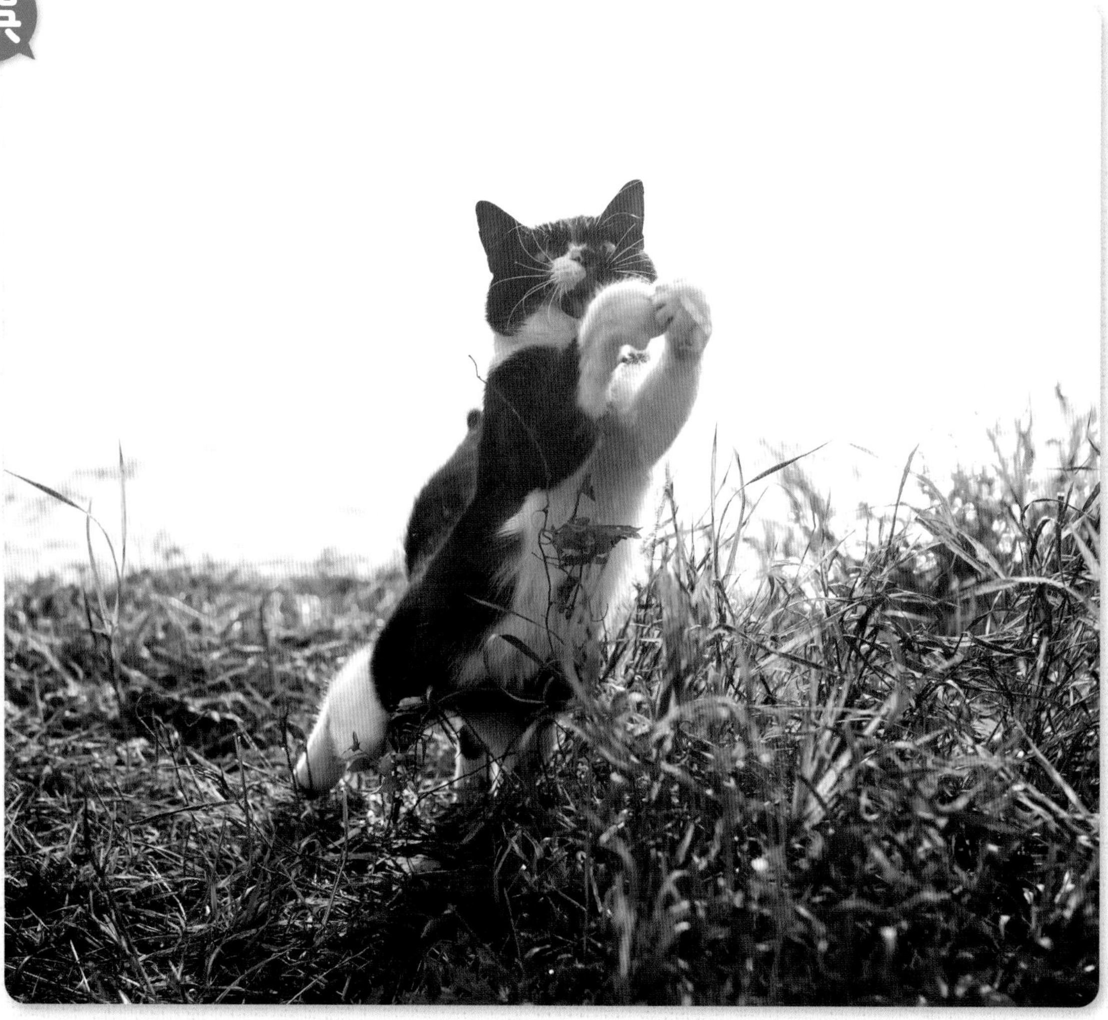

1分で見つけた数	個
全部見つけるまでの時間	分　秒

➡解答は69ページ

40 彼ぴねこ

なんだそんなことで
悩んでたんか。
気にすんなよ

1分で見つけた数	個
全部見つけるまでの時間	分　秒

正

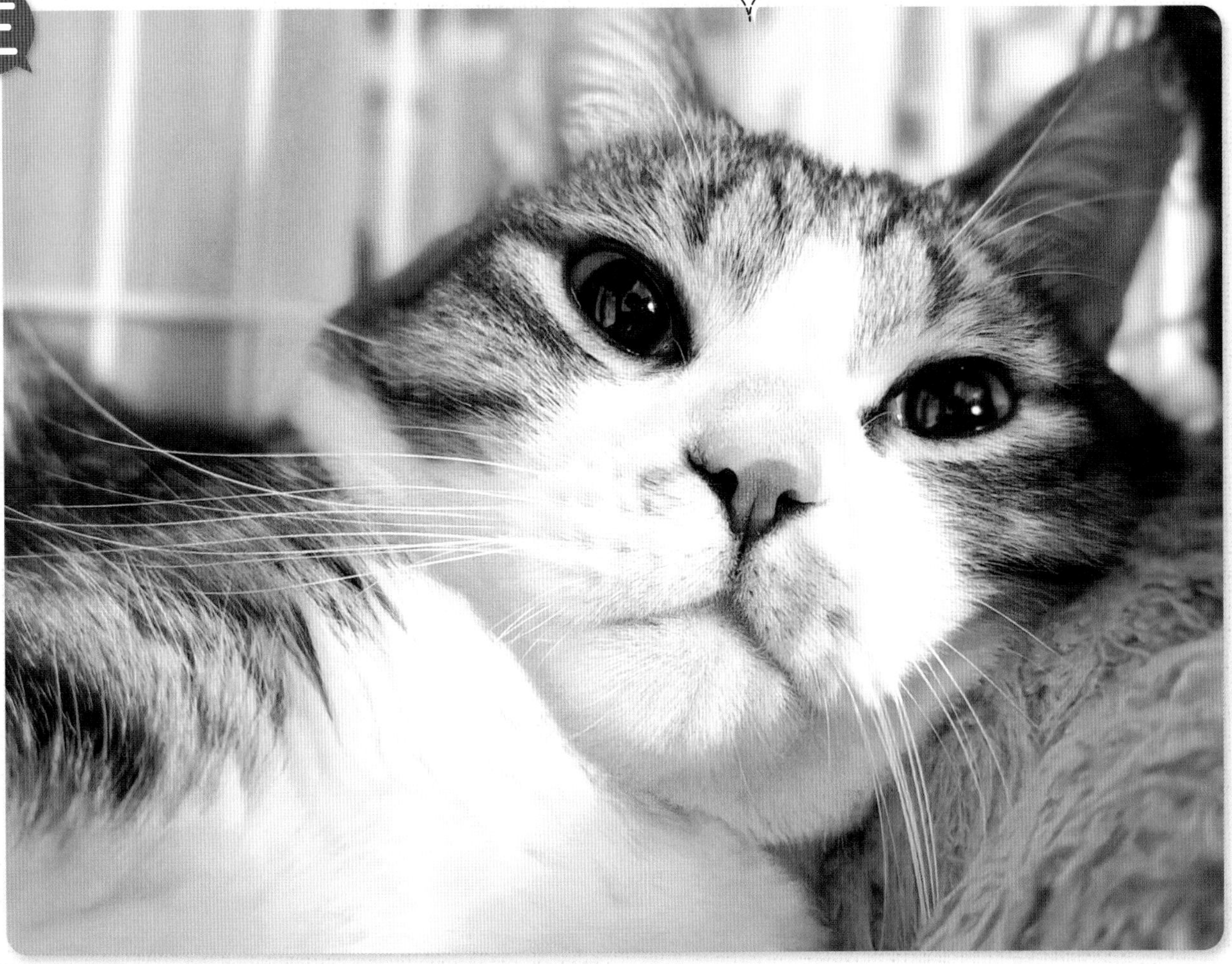

誤

まちがいは5つ。1分で探してにゃ。

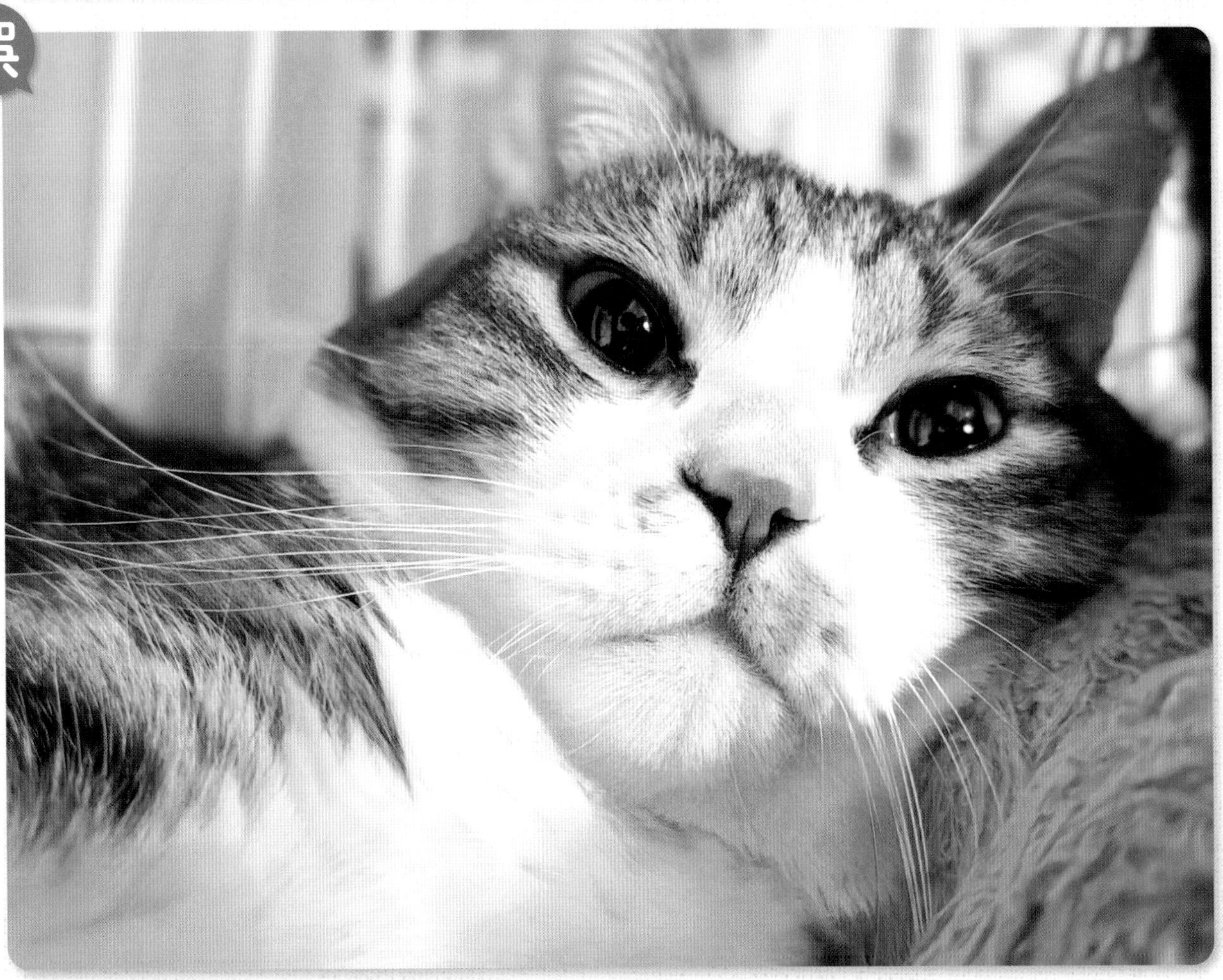

➡解答は69ページ

41 早朝ねこ

まだ5時か。
早く目が
覚めちゃったよ…

1分で見つけた数	個
全部見つけるまでの時間	分　秒

正

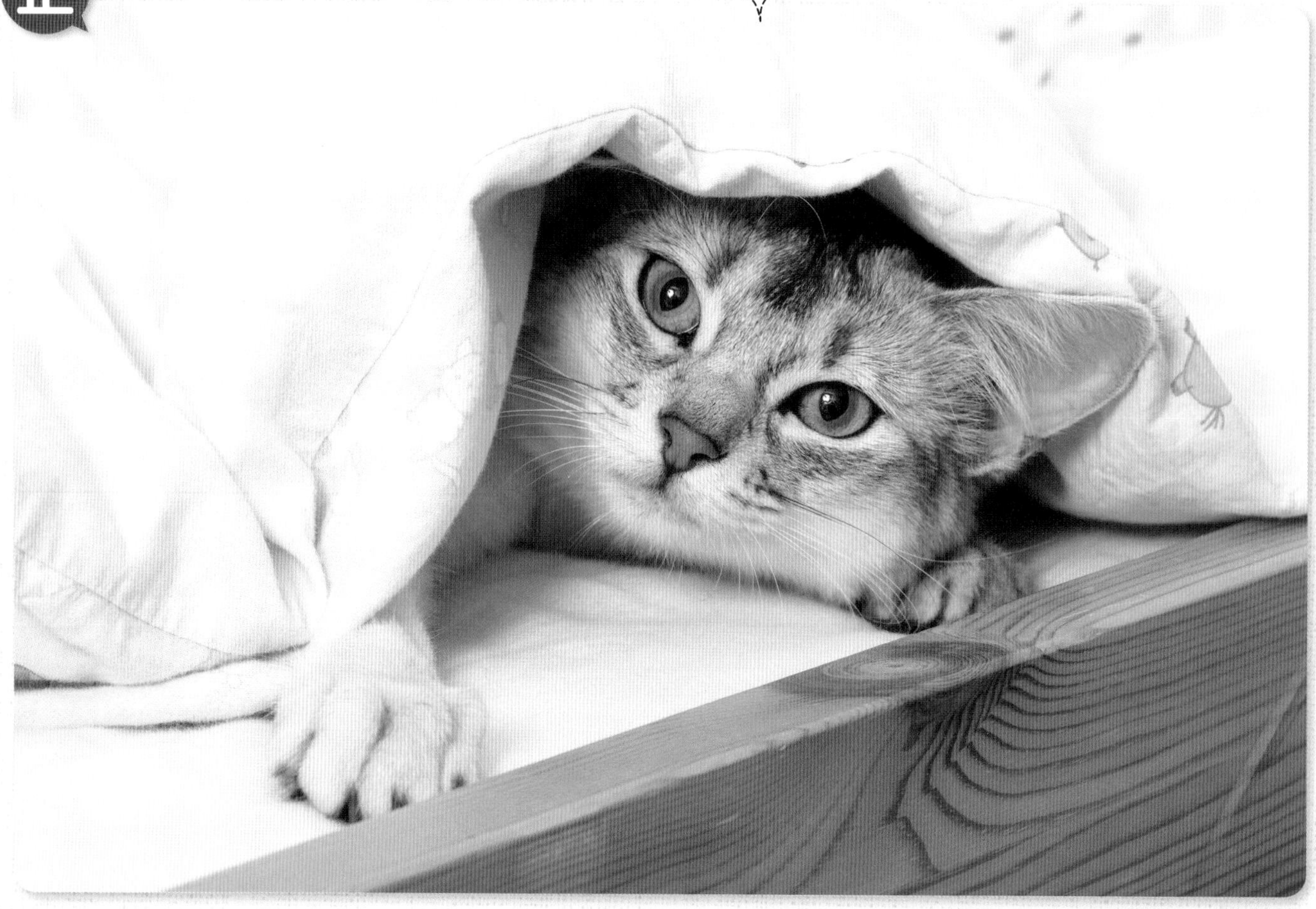

誤

まちがいは5つ。1分で探してにゃ。

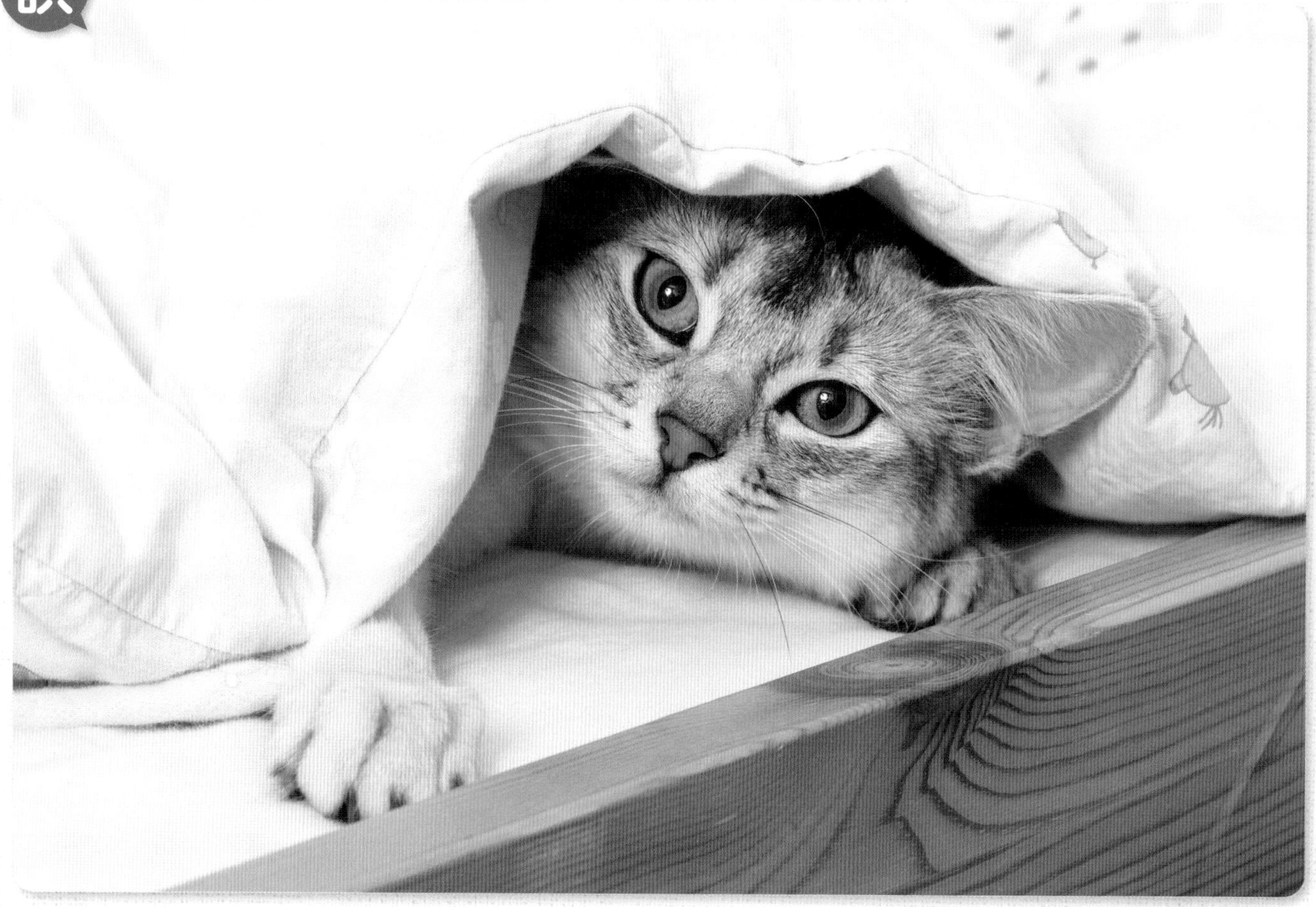

➡解答は69ページ

42 お見合い写真ねこ

1分で見つけた数	個
全部見つけるまでの時間	分　秒

このフレームで撮れば
かわいさマシマシにゃ！

まちがいは5つ。1分で探してにゃ。

正

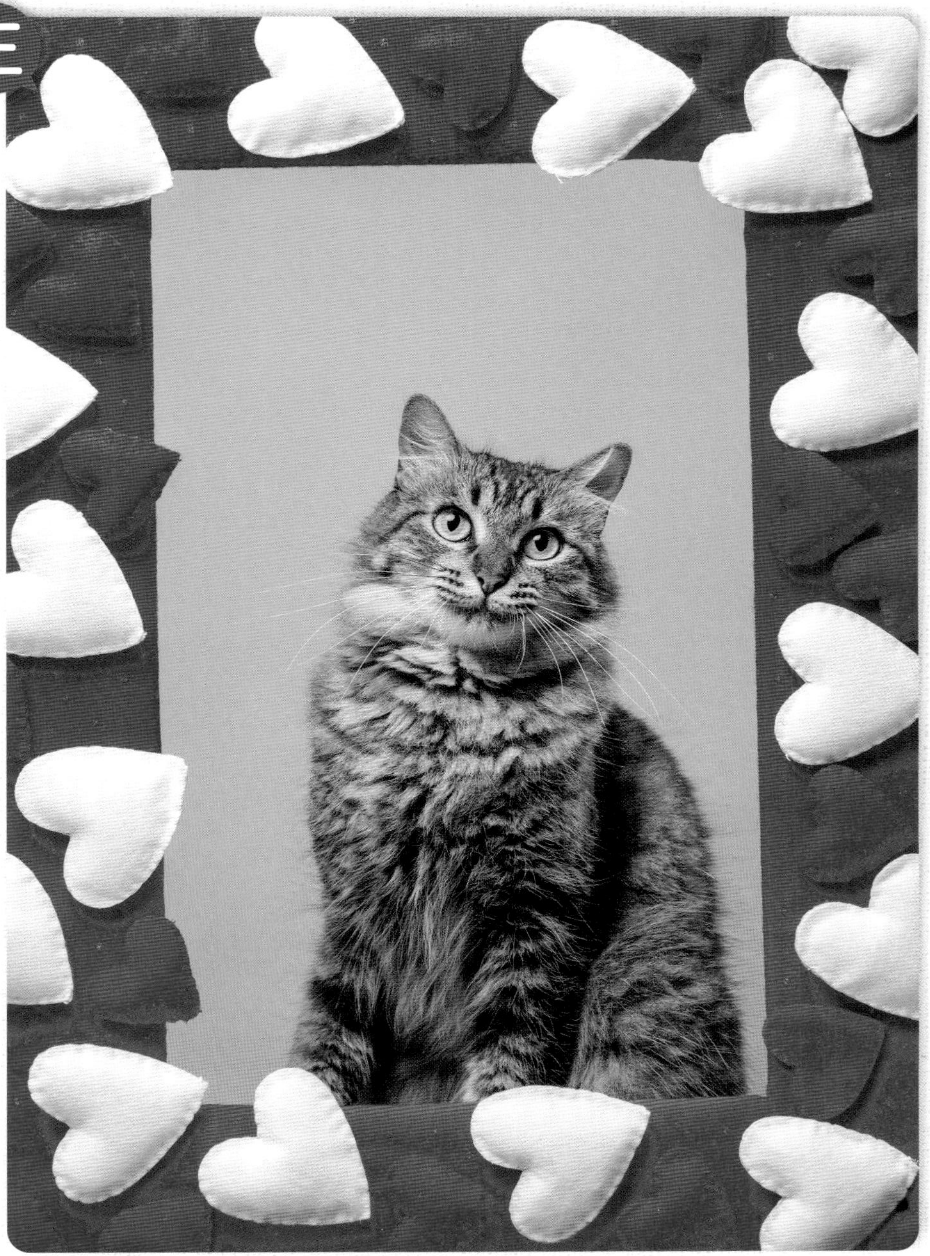

誤

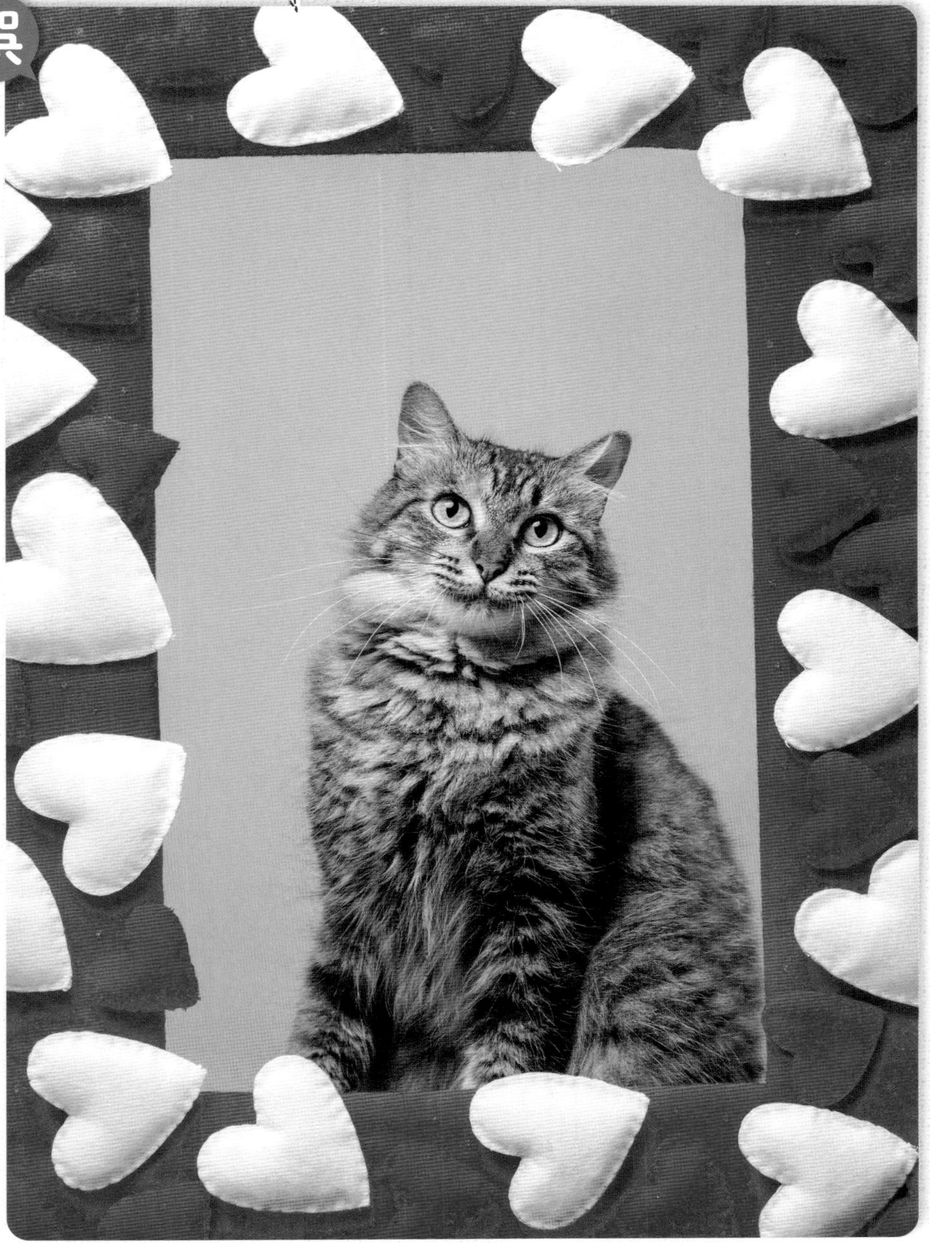

➡解答は69ページ

43 ももねこ

とーぜん、
ボクのぶんも
あるんだよね？

1分で見つけた数	個
全部見つけるまでの時間	分　秒

正

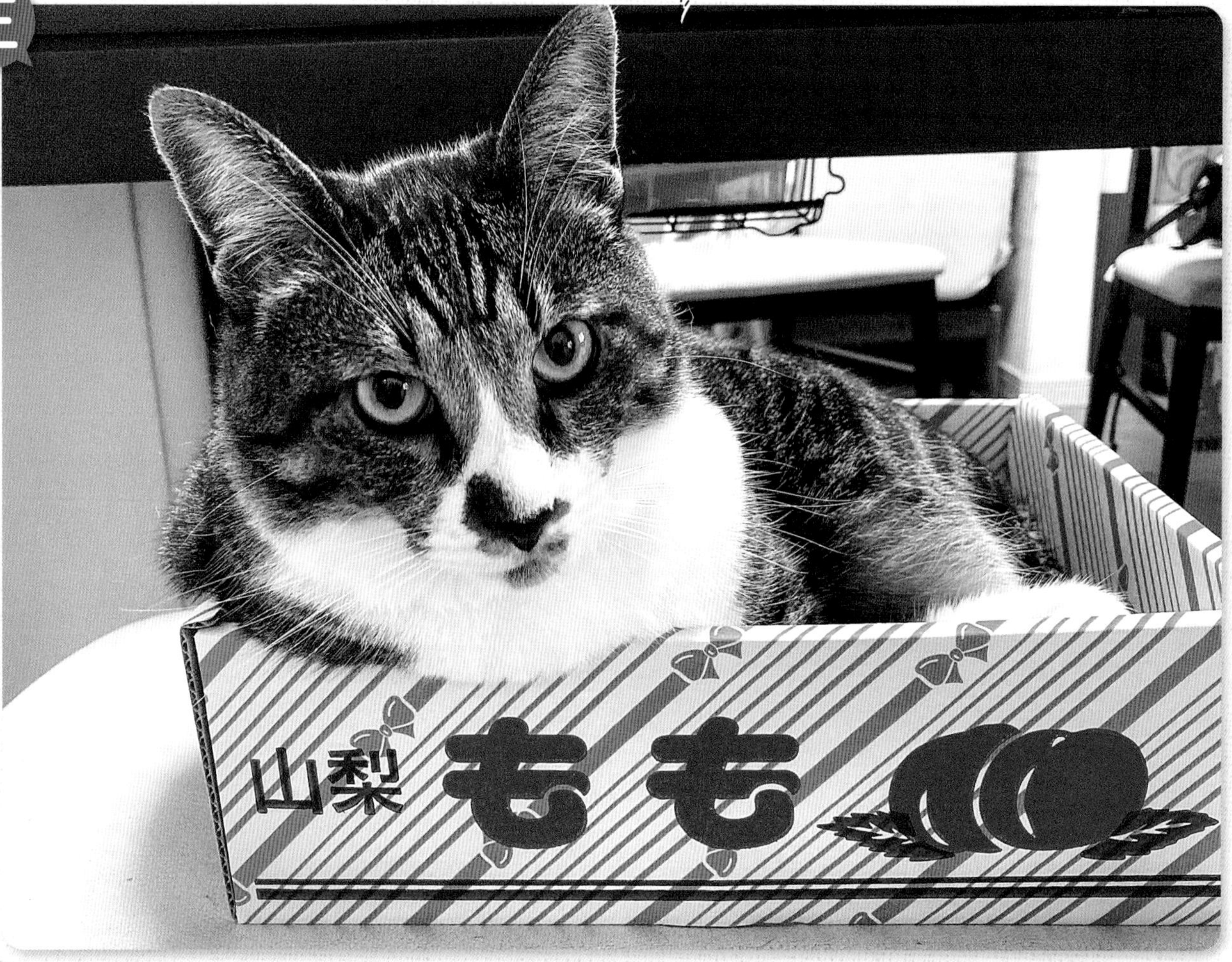

神奈川県／高木さんちのさくくん

誤

まちがいは5つ。1分で探してにゃ。

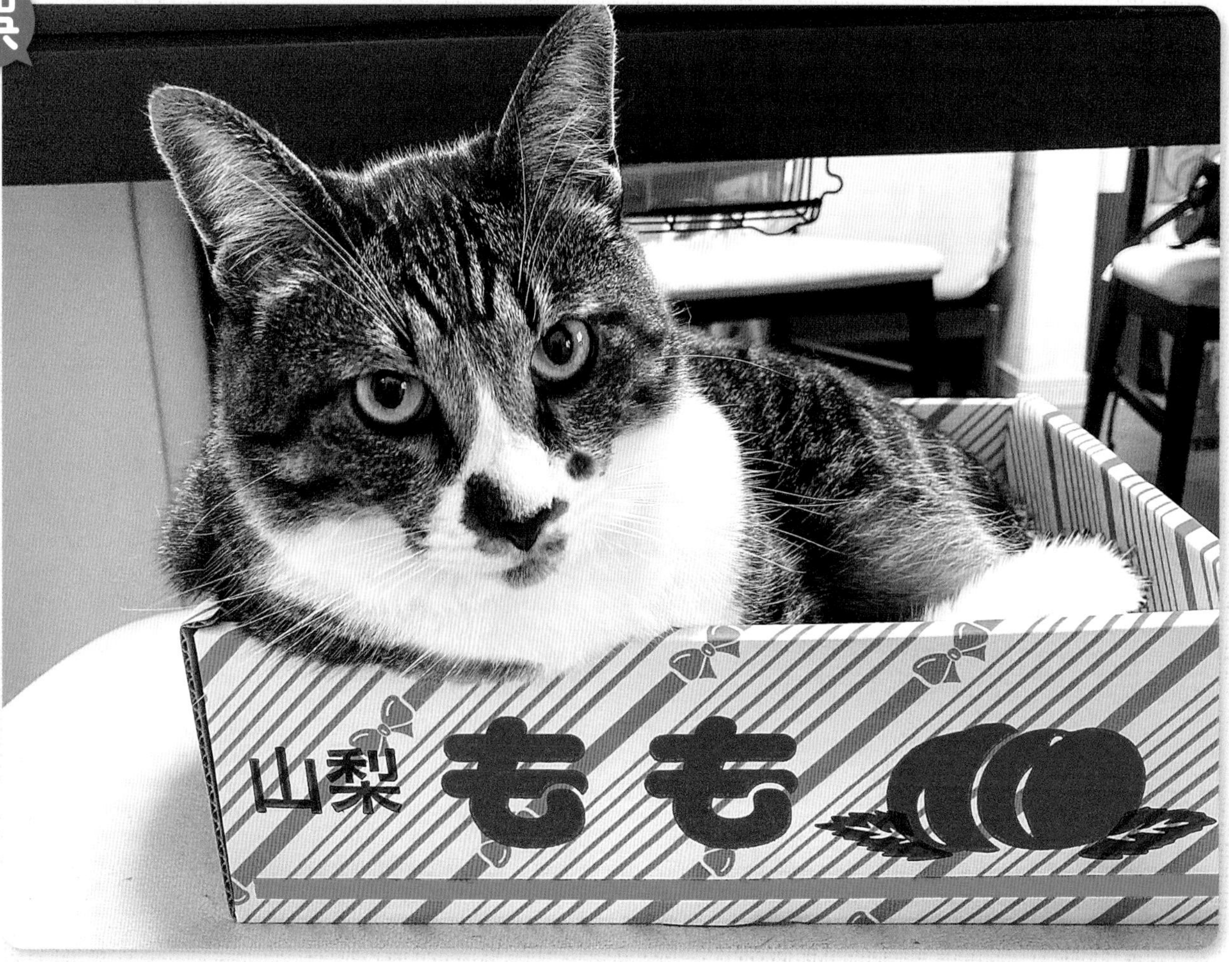

➡解答は69ページ

44 おねぼけにゃんこ

1分で見つけた数	個	
全部見つけるまでの時間	分	秒

ねこパーンチ!!
どうだー参ったか!!
…あれ。夢!?

正

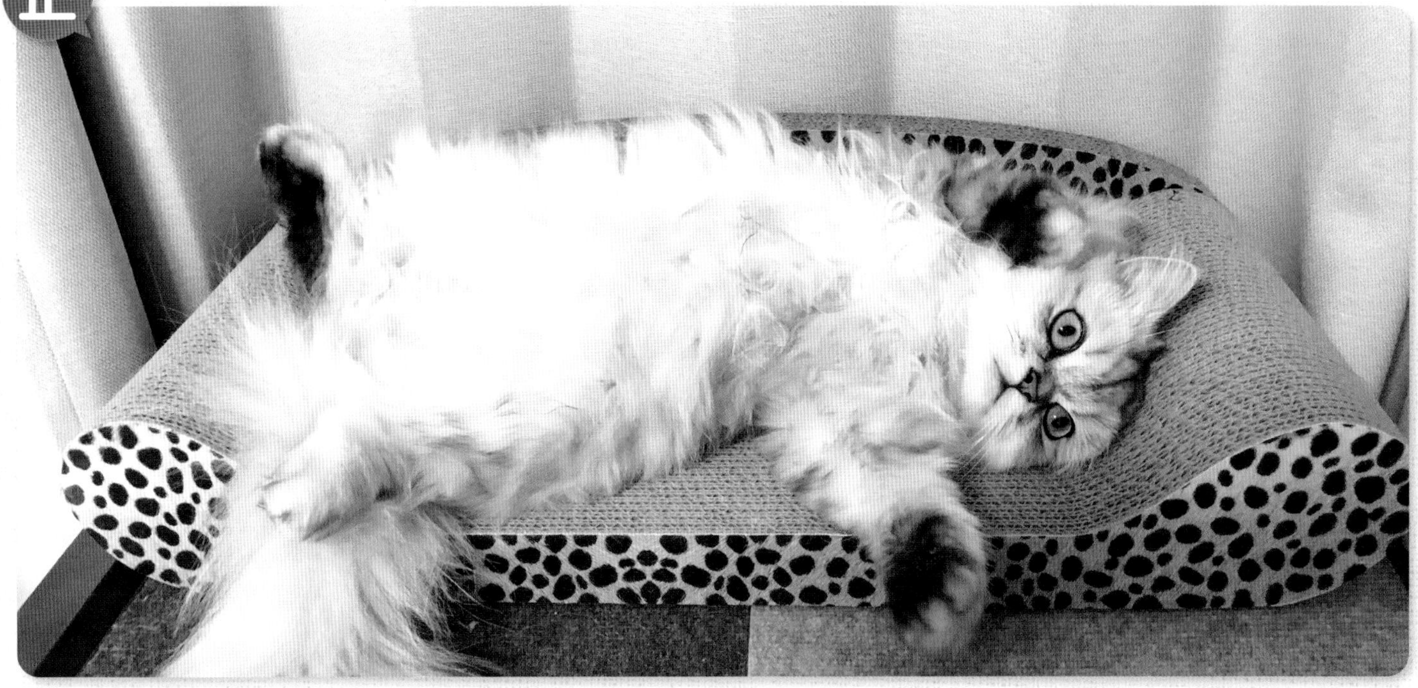

誤

まちがいは５つ。１分で探してにゃ。

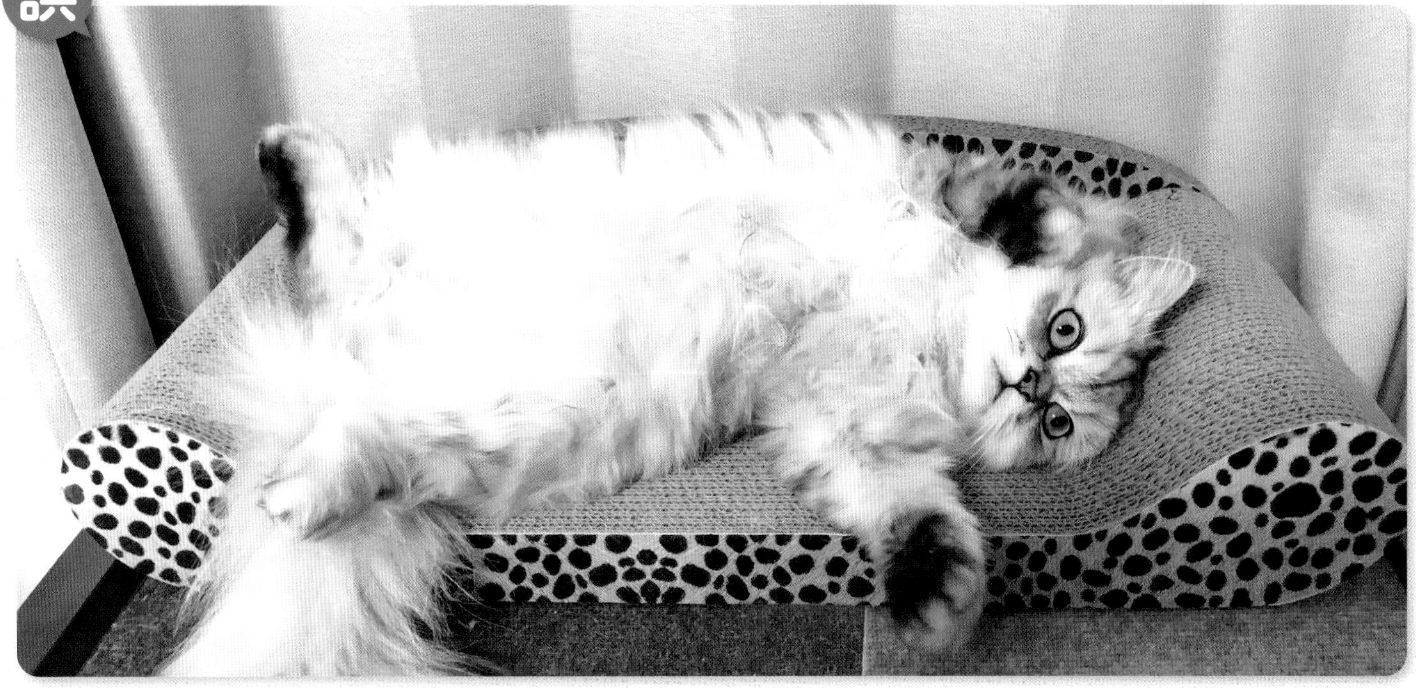

➡解答は69ページ

45 レジ締めねこ

お客さん、
もう閉店時間
30分過ぎてるにゃ

1分で見つけた数	個
全部見つけるまでの時間	分　秒

正

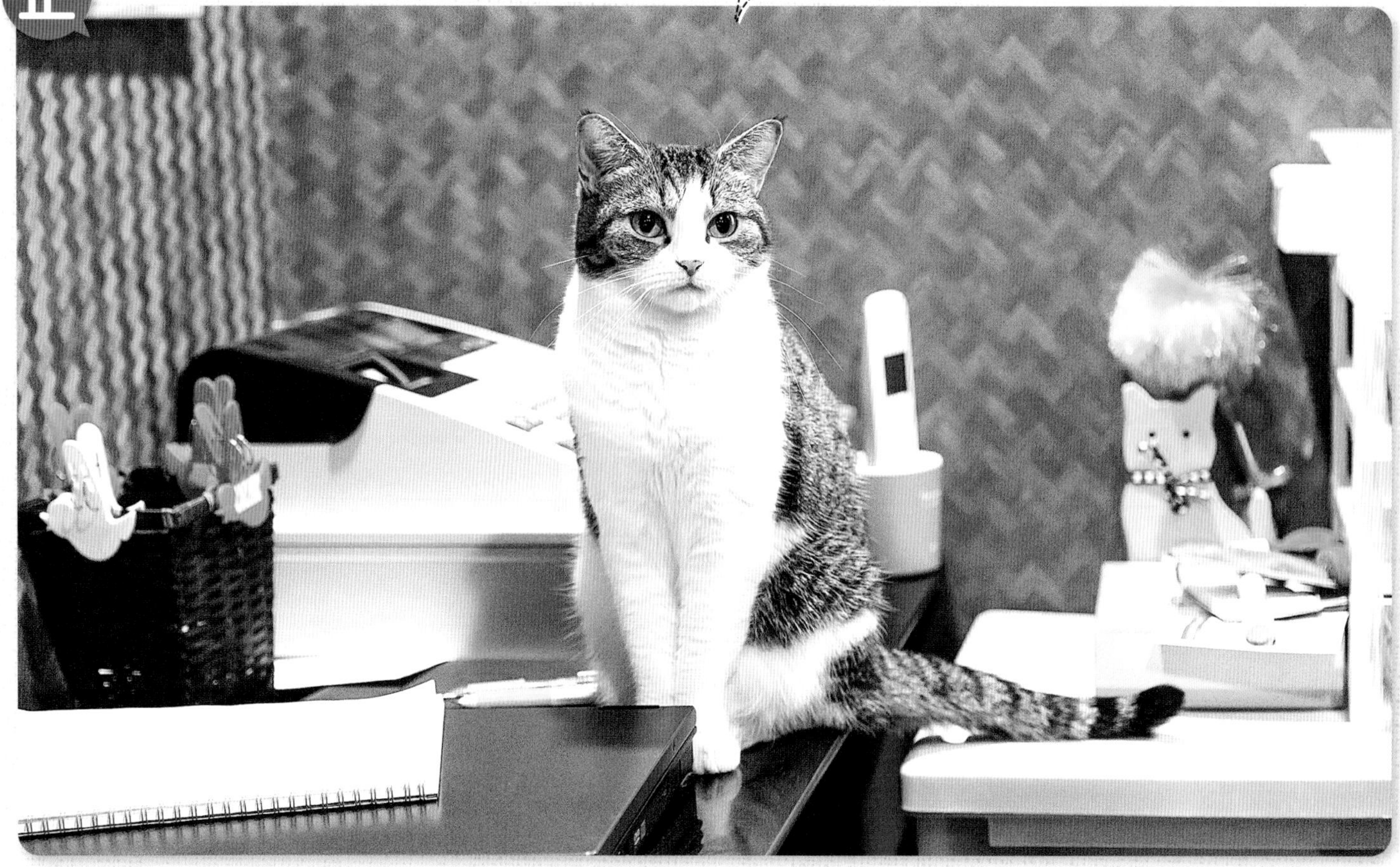

誤

まちがいは5つ。1分で探してにゃ。

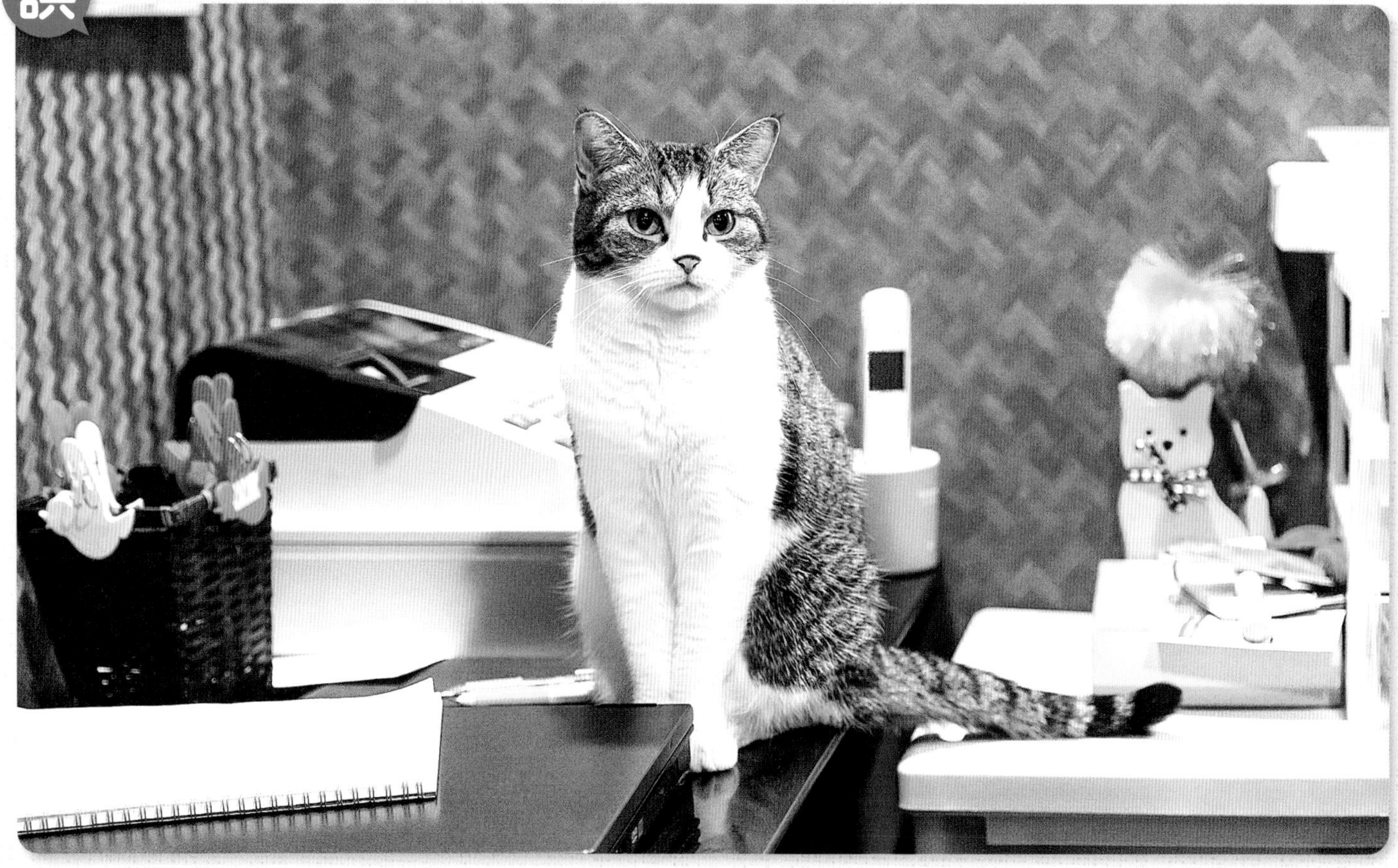

➡解答は69ページ

46 いいなぁねこ

王冠いいなぁー
ね、ちょっと貸してよ。
お願い〜〜

1分で見つけた数	個
全部見つけるまでの時間	分　秒

正

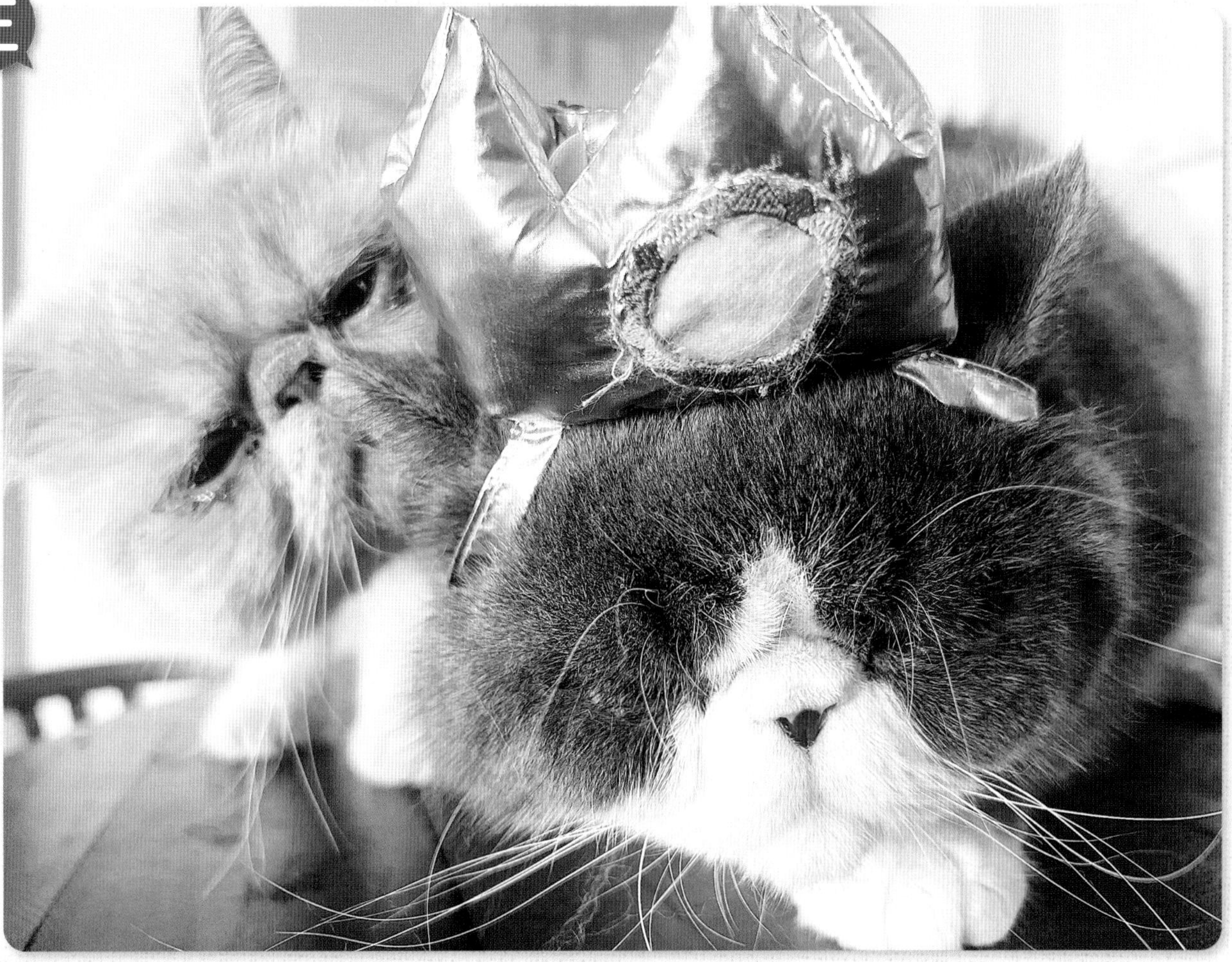

神奈川県／中江さんちのふうたくん（右）、らいたくん（左）

誤

まちがいは5つ。1分で探してにゃ。

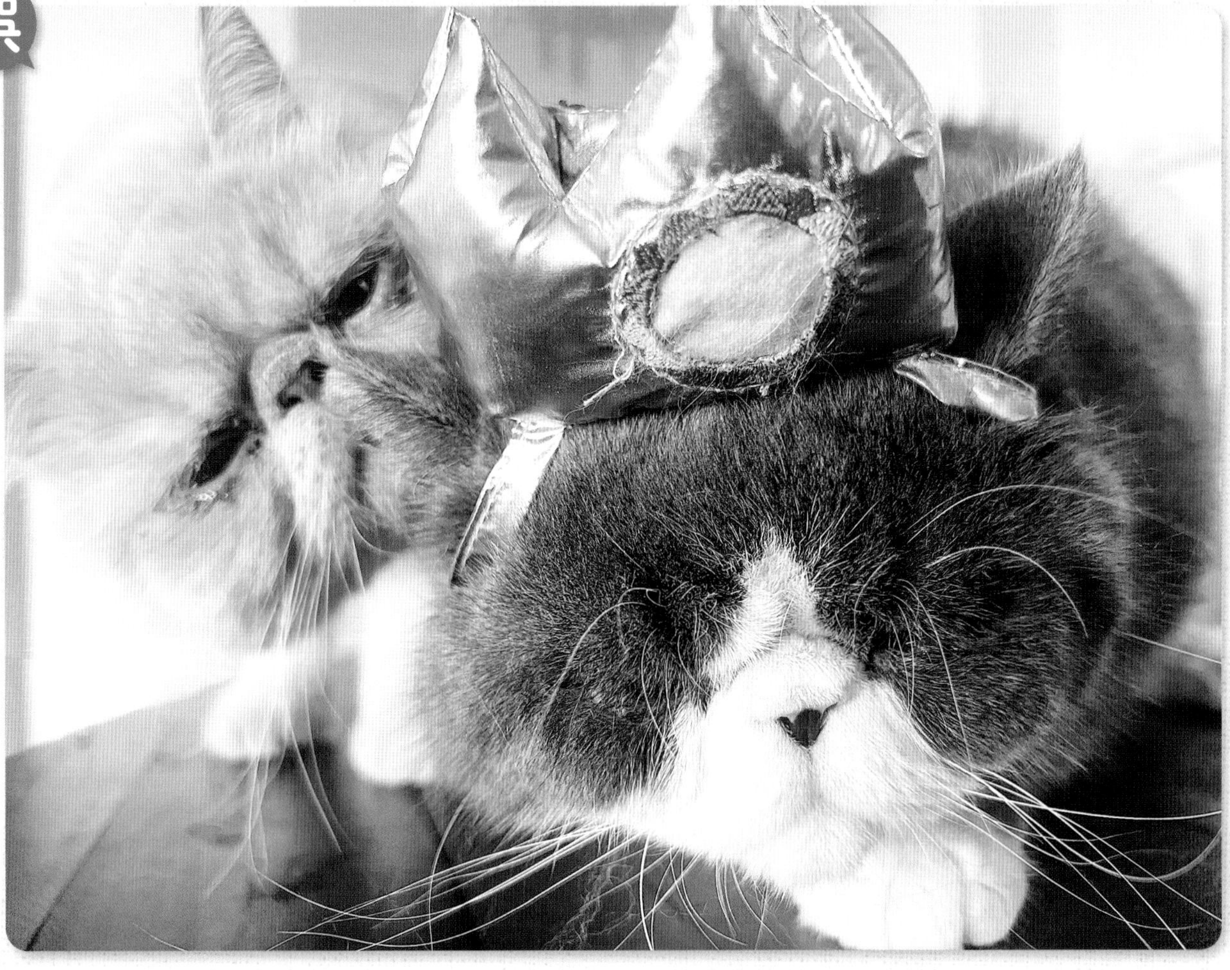

➡解答は70ページ

47 満車ねこ

ねこ缶1個くれたら
空いてる駐車場
教えてあげるけど
どうする？

1分で見つけた数	個
全部見つけるまでの時間	分　秒

正

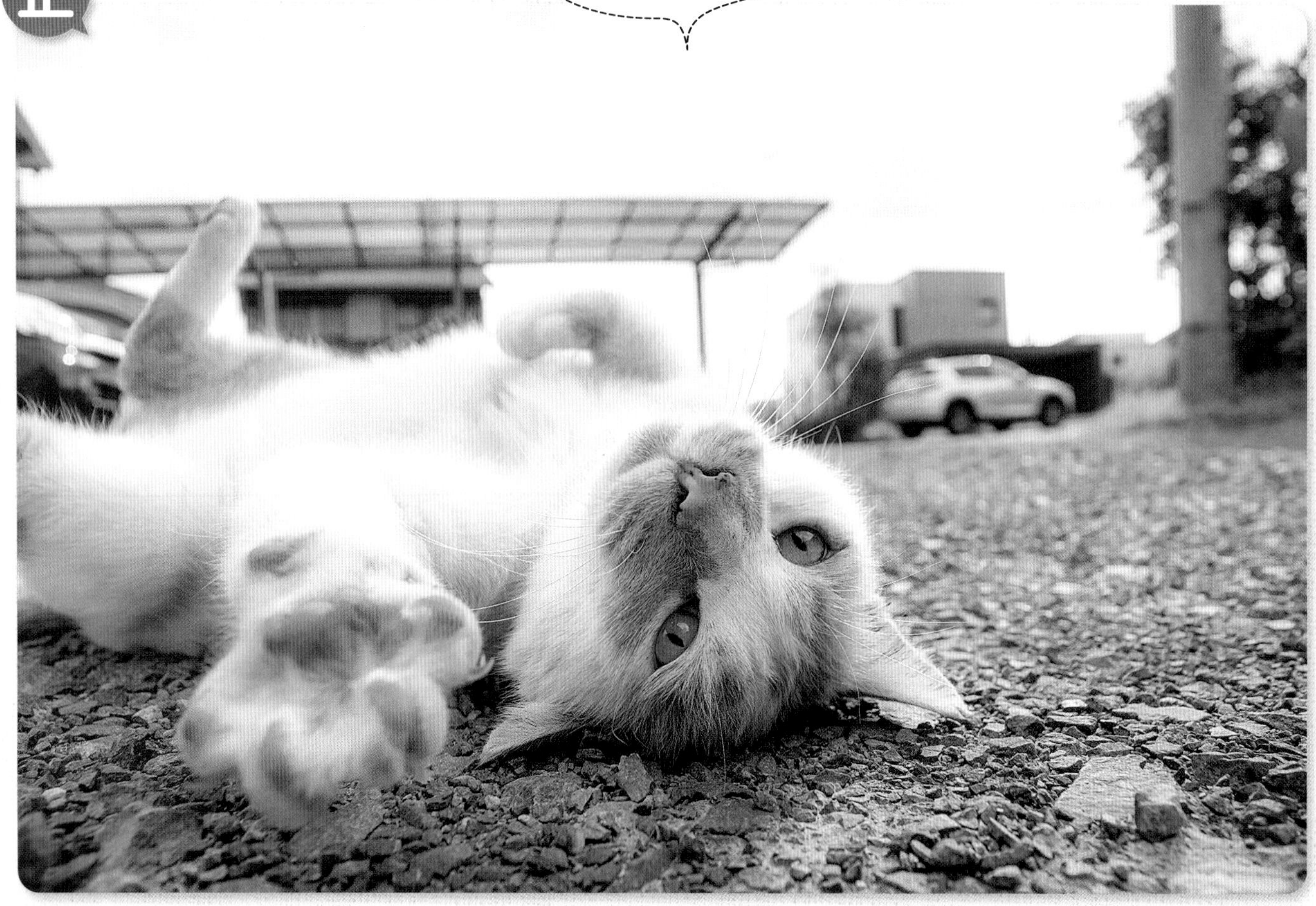

誤　まちがいは5つ。1分で探してにゃ。

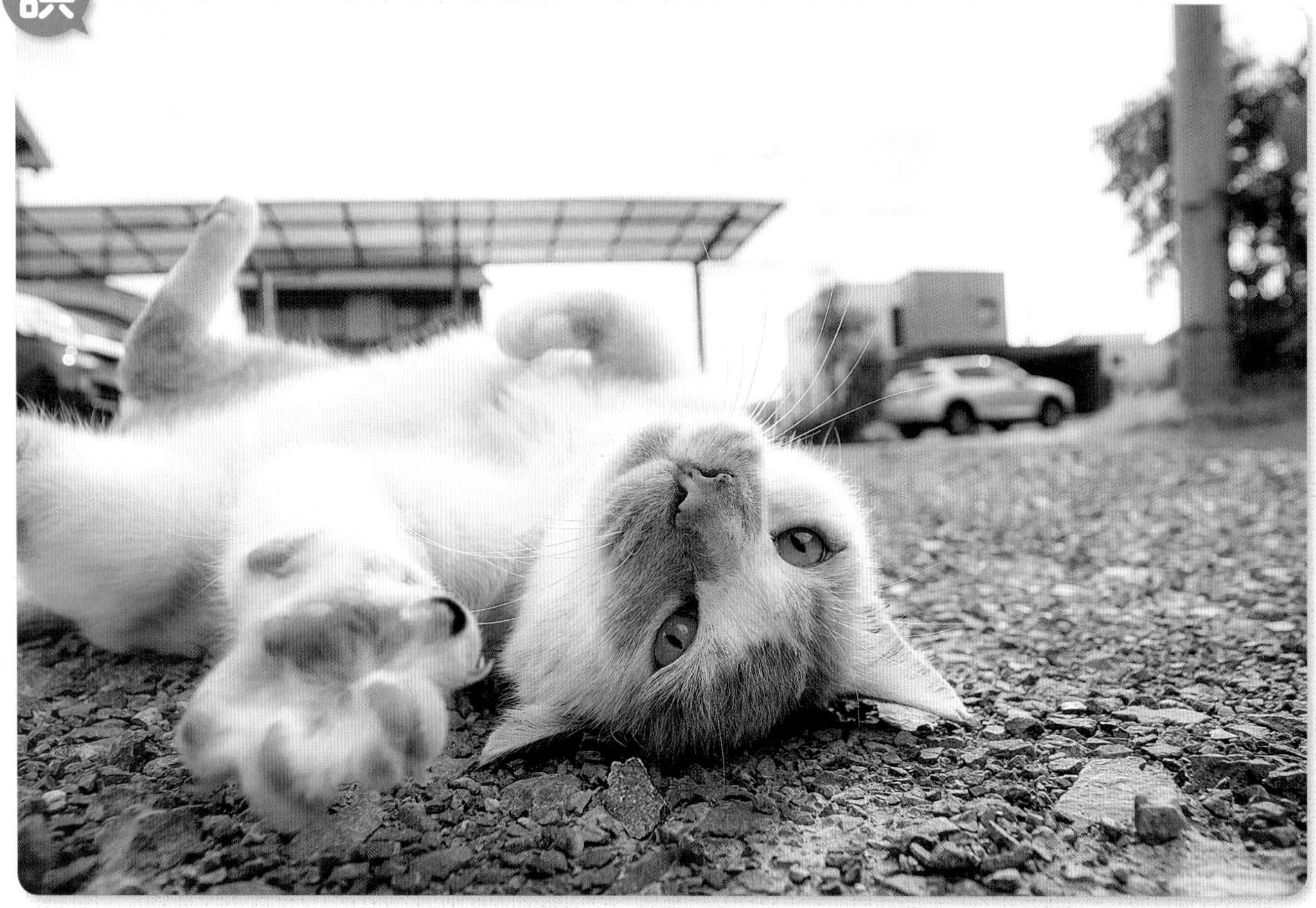

➡解答は70ページ

48 お怒りねこ

ご主人！
朝ごはんの用意遅刻よ！
私を怒らせたらどうなるか
わかってるわよねぇ

1分で見つけた数	個
全部見つけるまでの時間	分　秒

正

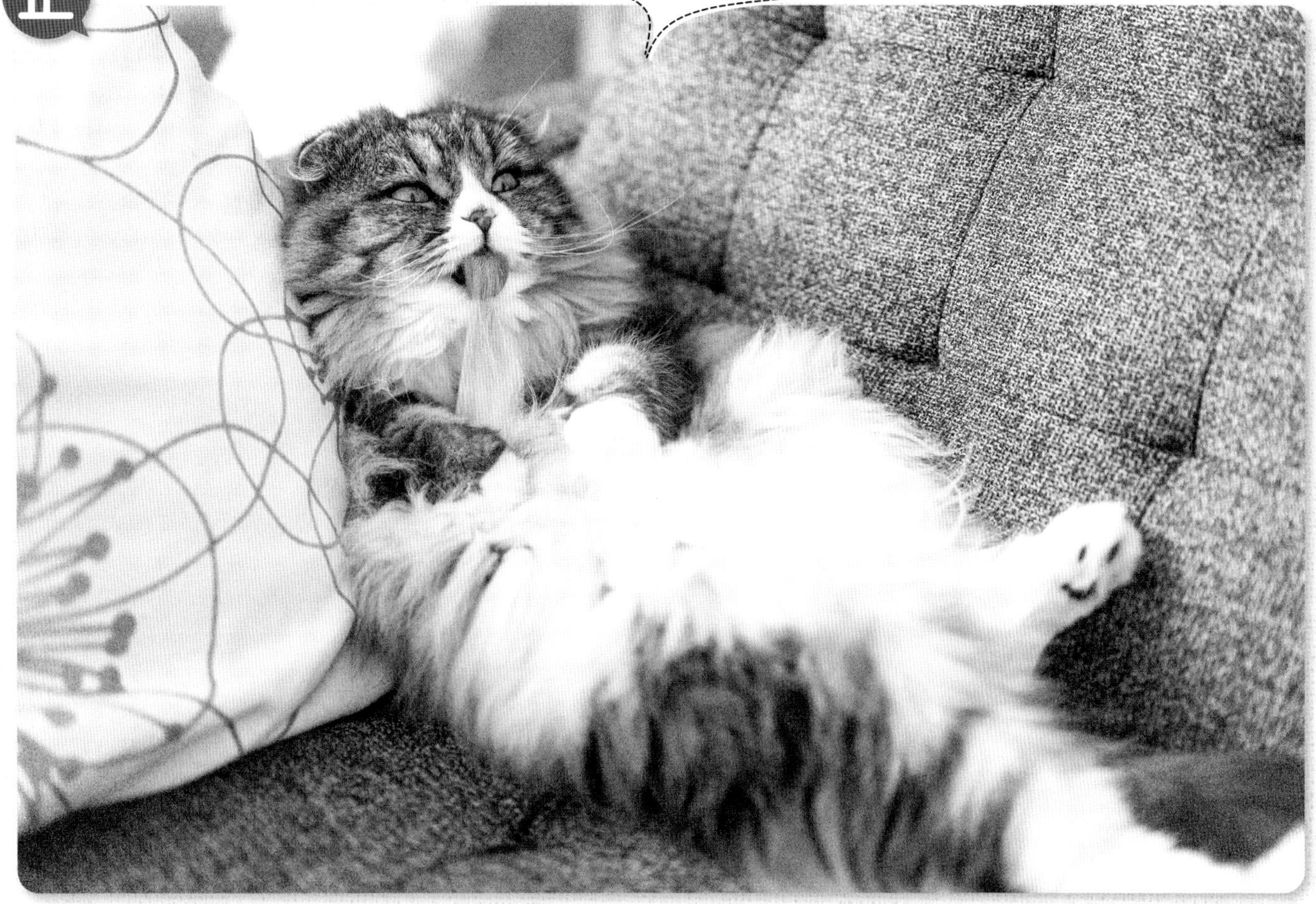

誤　まちがいは5つ。1分で探してにゃ。

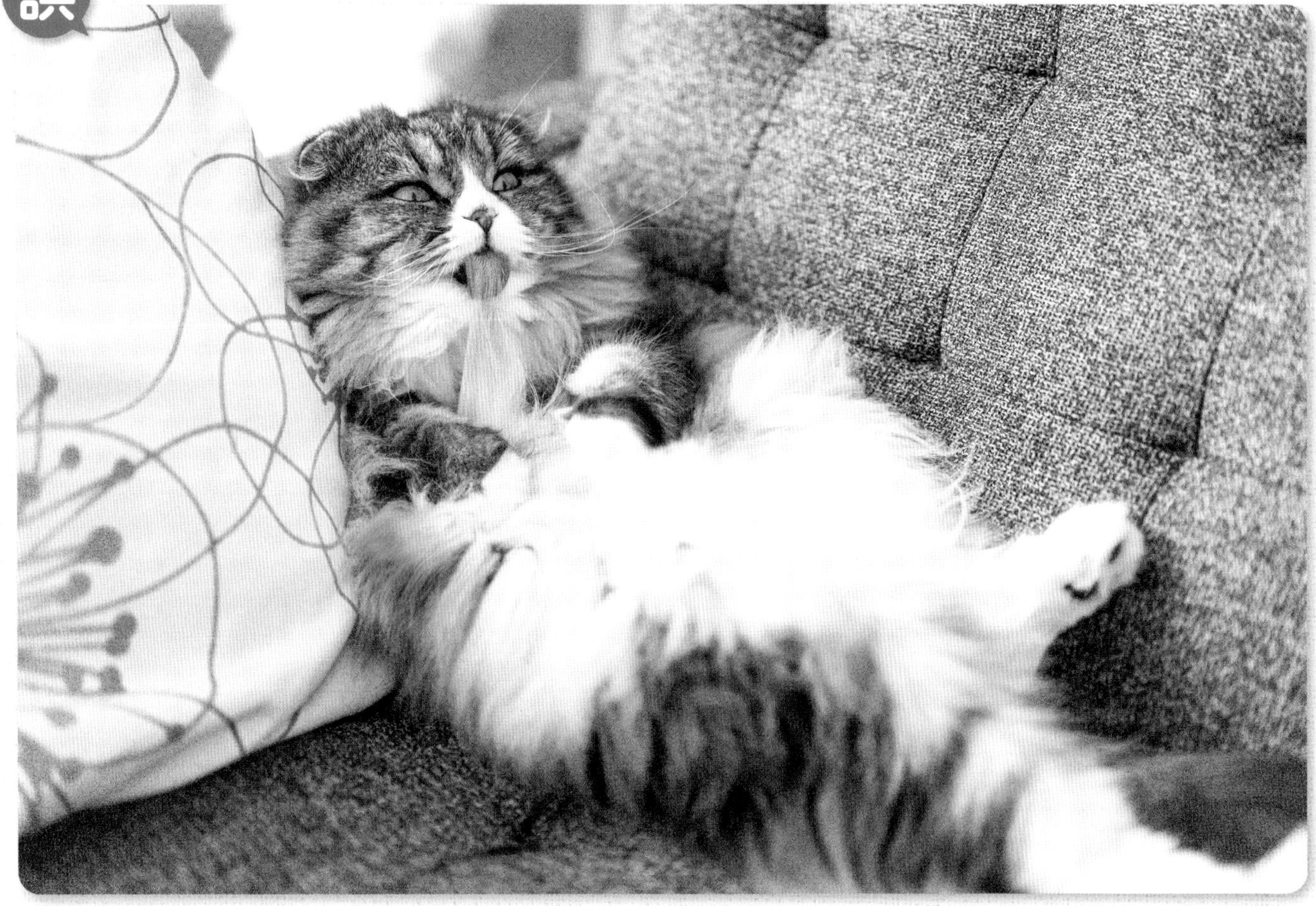

➡解答は70ページ

49 もふもふねこ

たっぷりお日様
浴びといたんで、
今ボクのおなか
だいぶいい感じです

1分で見つけた数	個
全部見つけるまでの時間	分　秒

正

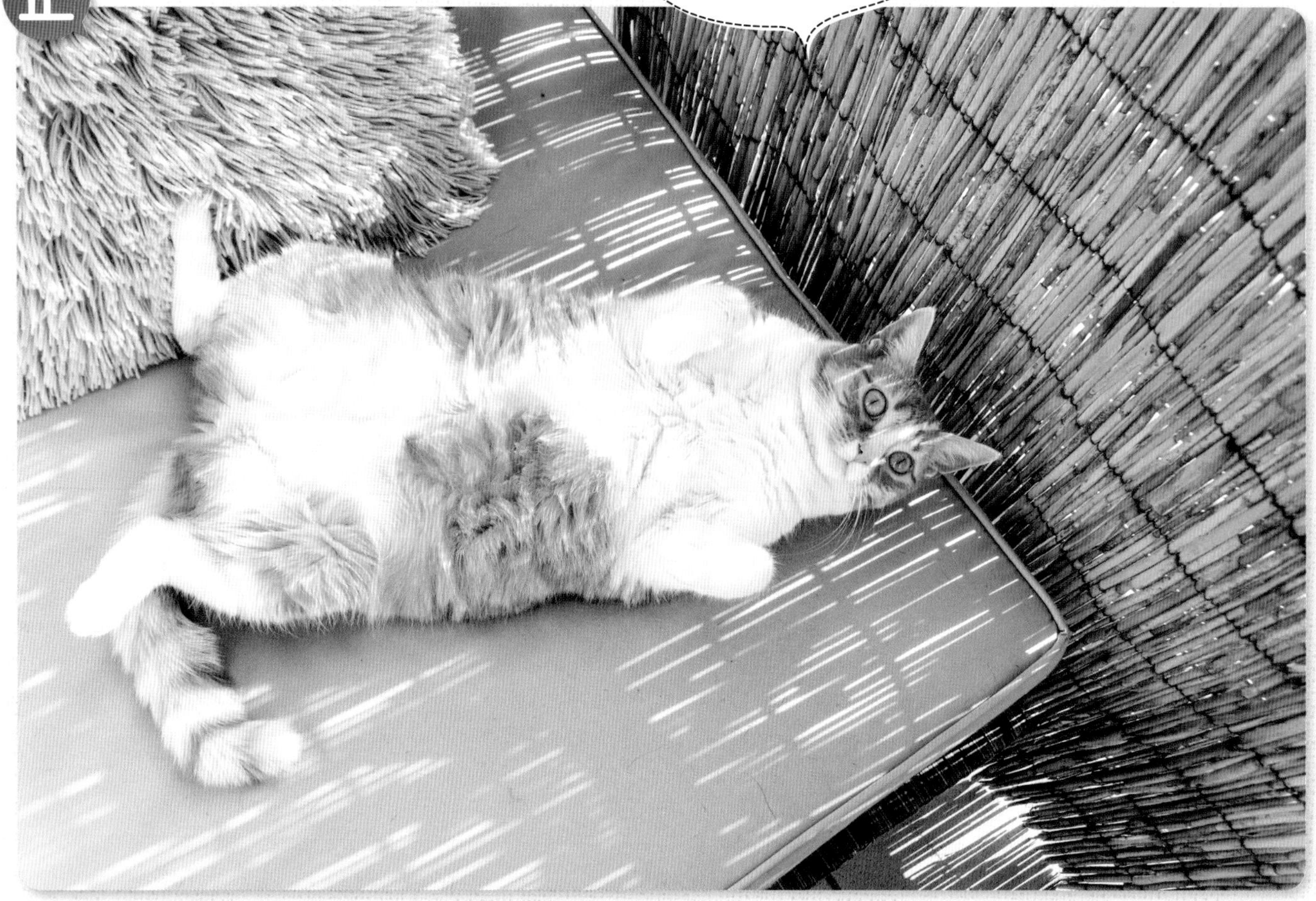

誤

まちがいは5つ。1分で探してにゃ。

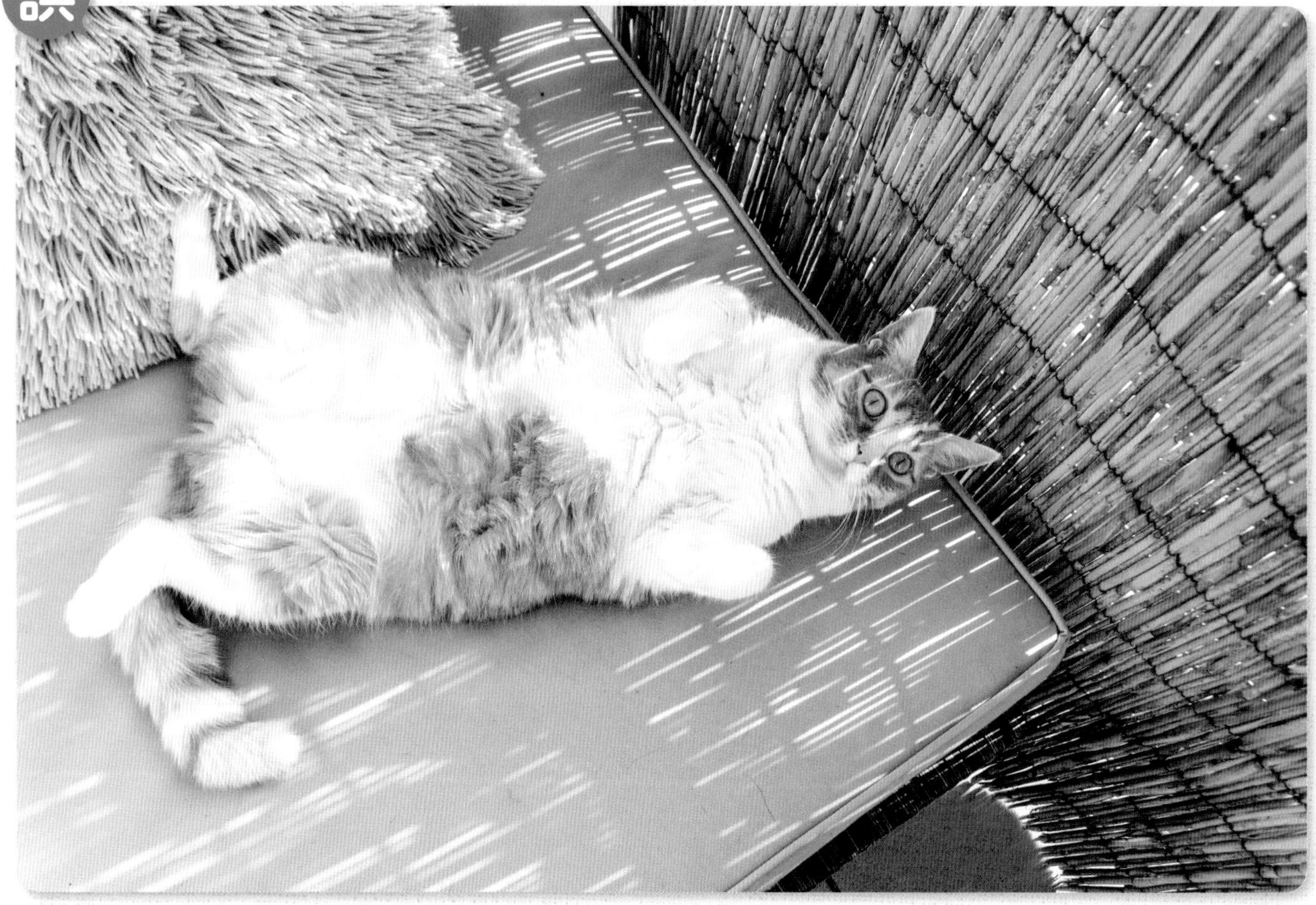

➡解答は70ページ

50 みけねこ宅配便

そのサイズなら
このくらいの
段ボールがあるので、
それに入れて送ると
いいですよ

1分で見つけた数	個
全部見つけるまでの時間	分　秒

正

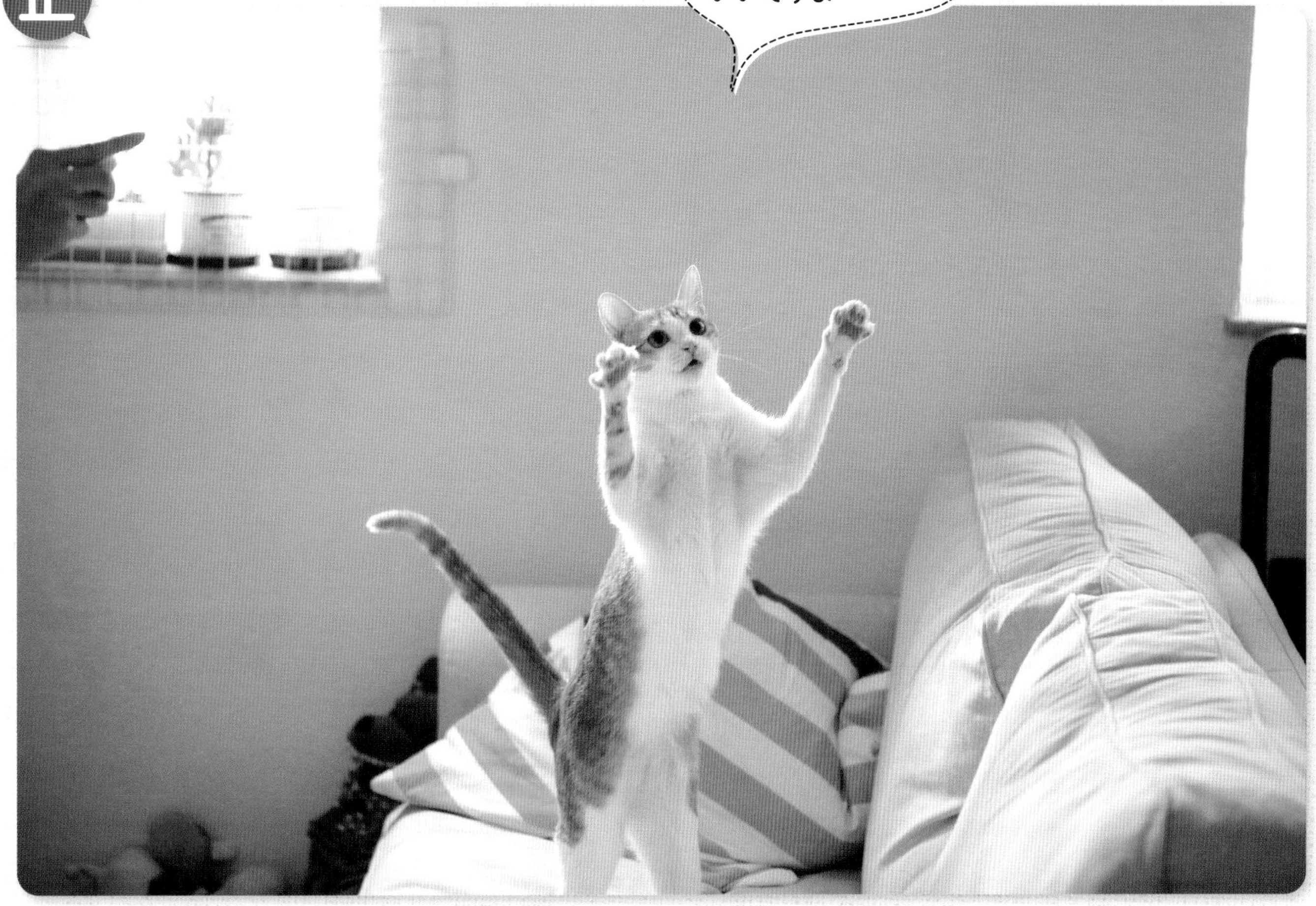

誤　まちがいは5つ。1分で探してにゃ。

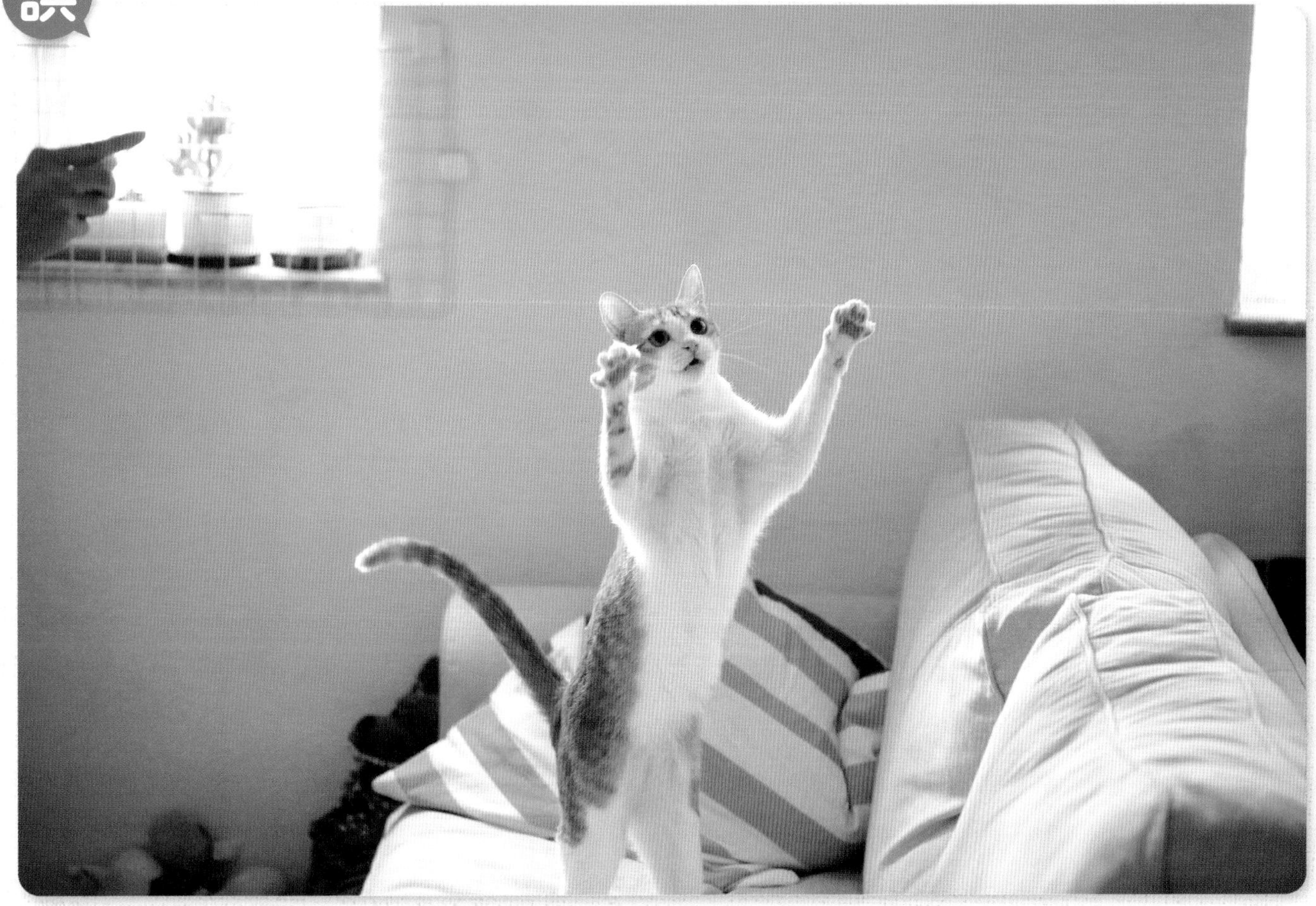

➡解答は70ページ

51 ヒーローねこ

今こそ、
タイガーマスクの
正体を明かしましょう

1分で見つけた数	個
全部見つけるまでの時間	分　秒

正

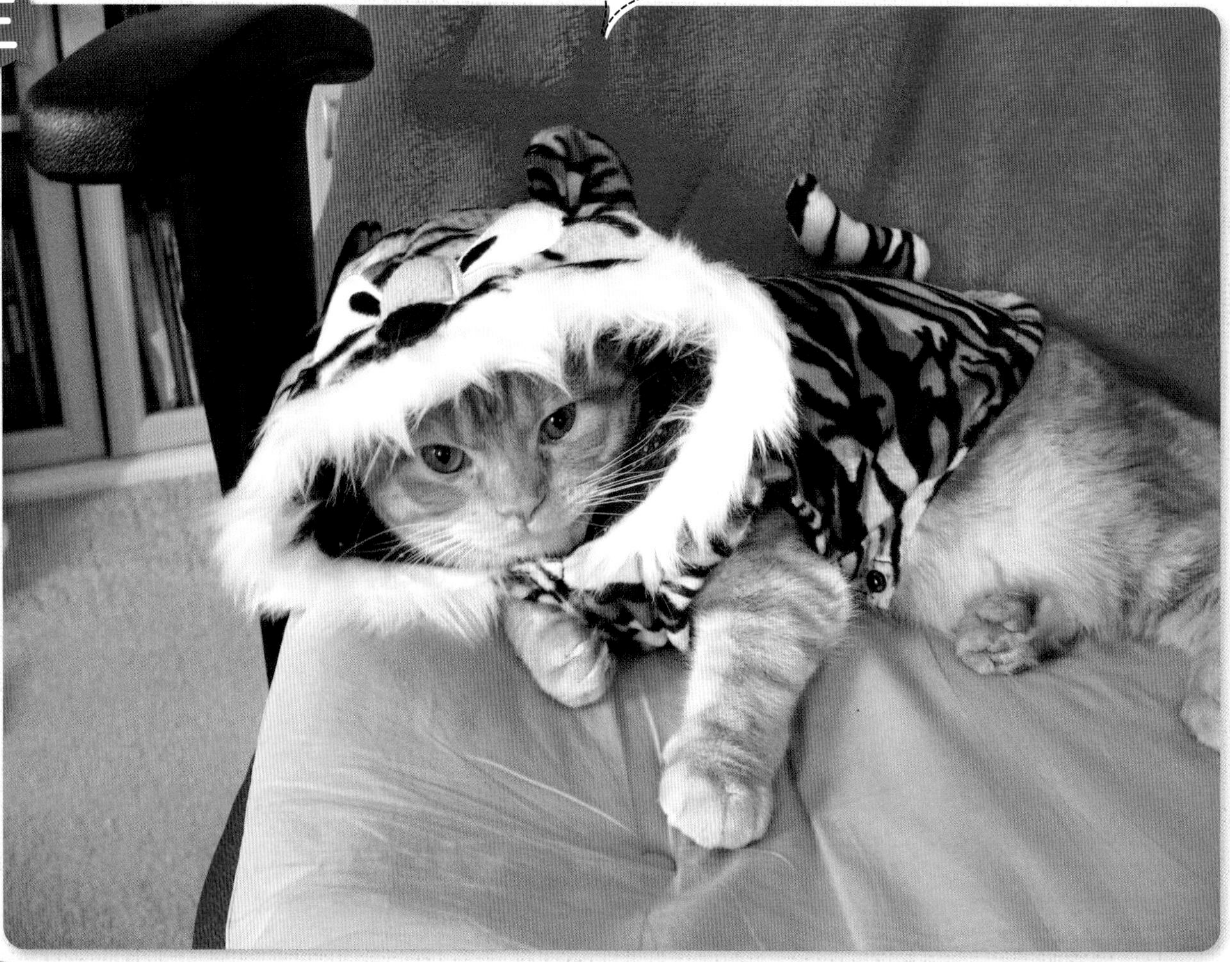

誤

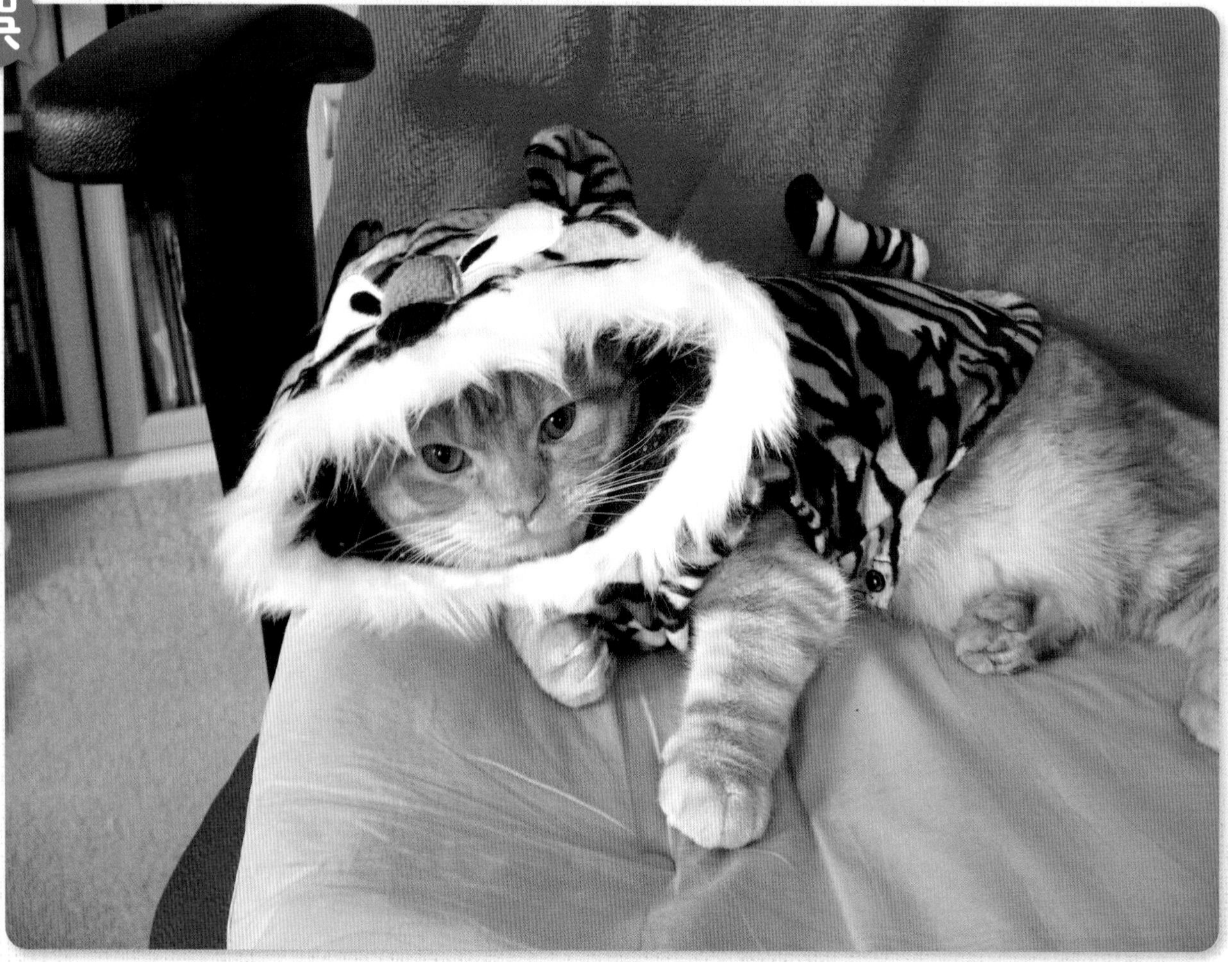

まちがいは5つ。1分で探してにゃ。

➡解答は70ページ

52 気づいてねこ

やだこの人、
わたしのことほんとに
ウサギだと思ってるわ

1分で見つけた数	個
全部見つけるまでの時間	分　秒

正

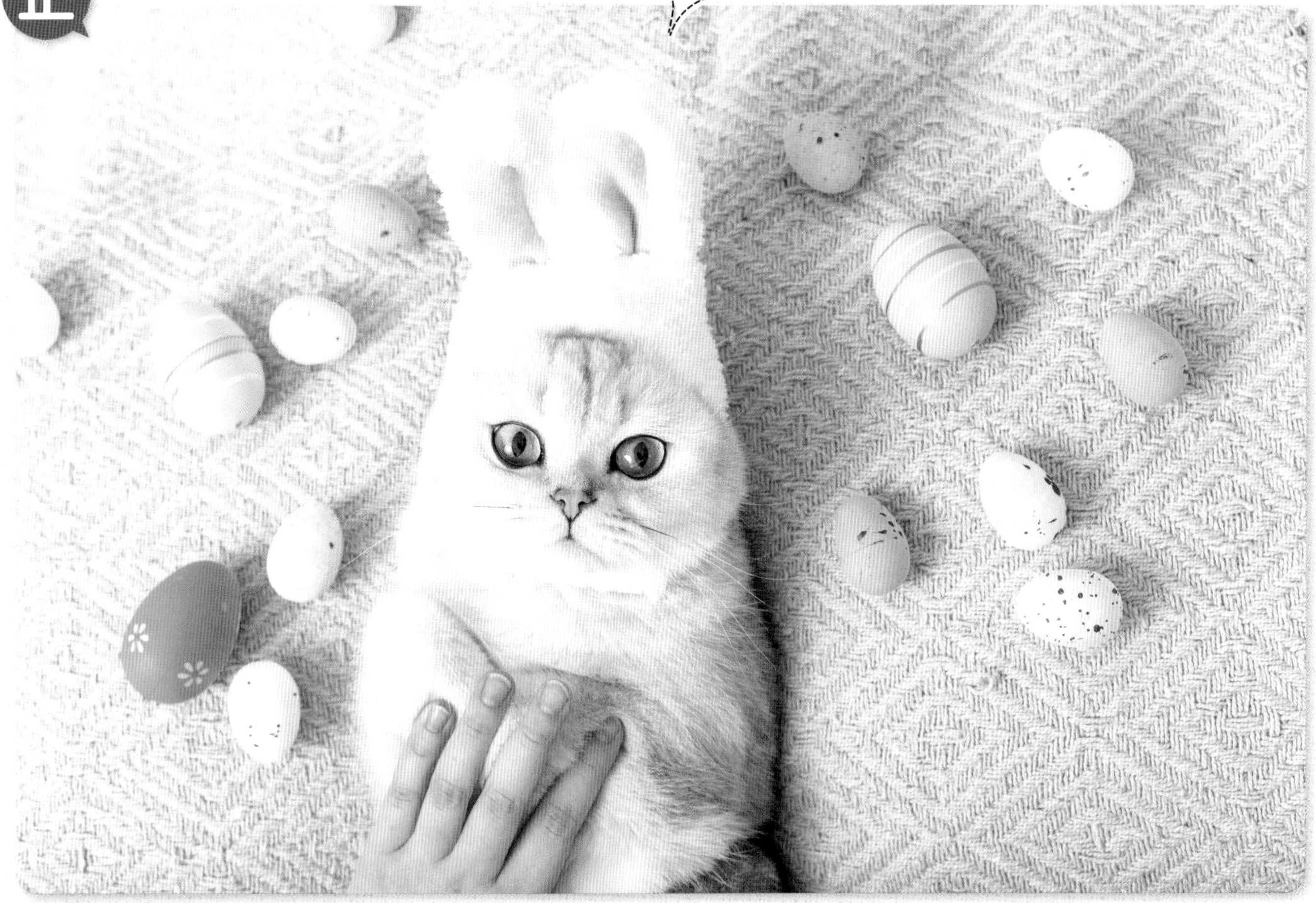

誤

まちがいは5つ。1分で探してにゃ。

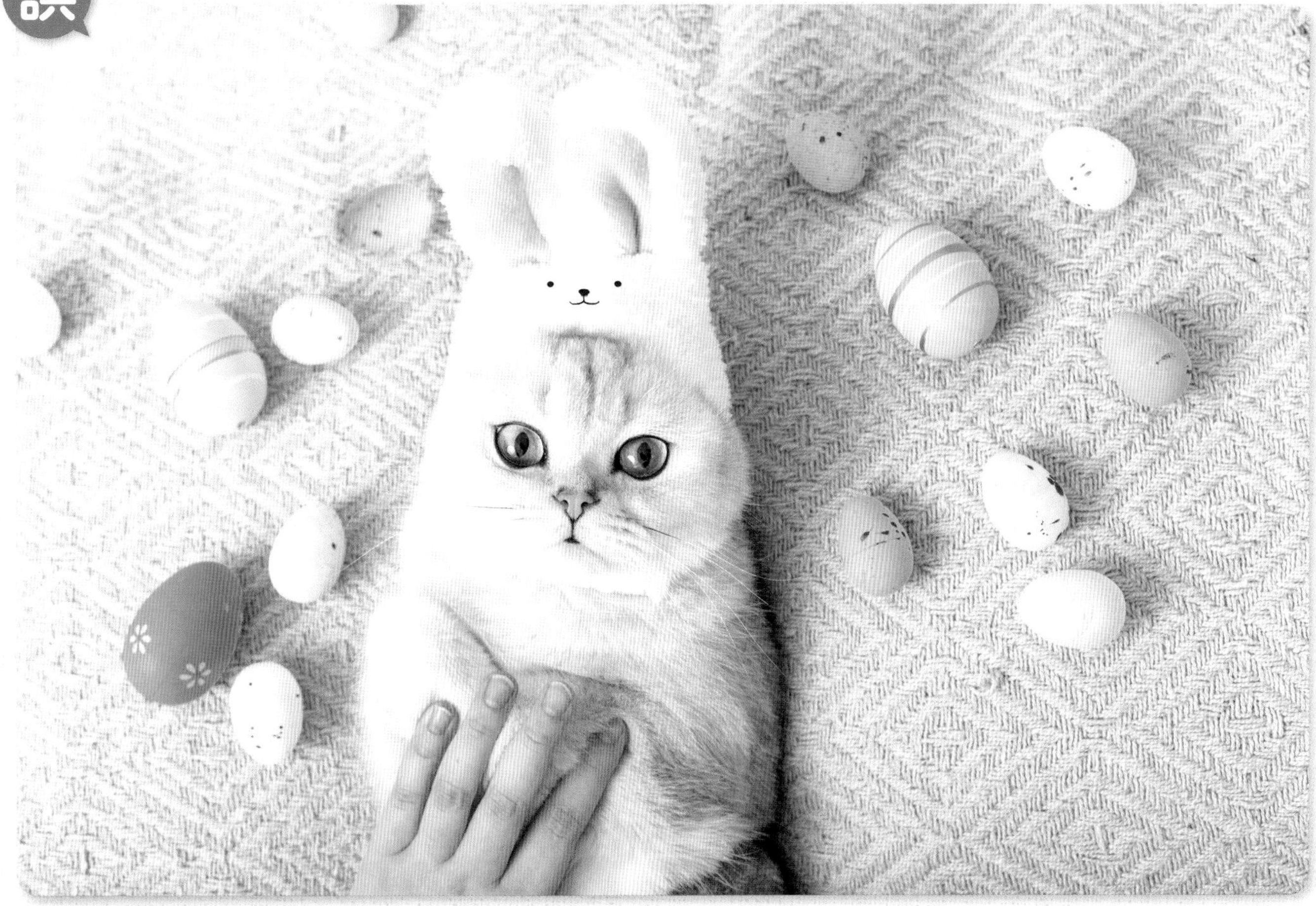

➡解答は70ページ

53 ターゲット失敗ねこ

違います。
花ビンなんて
撃ってません。

1分で見つけた数	個
全部見つけるまでの時間	分　秒

正

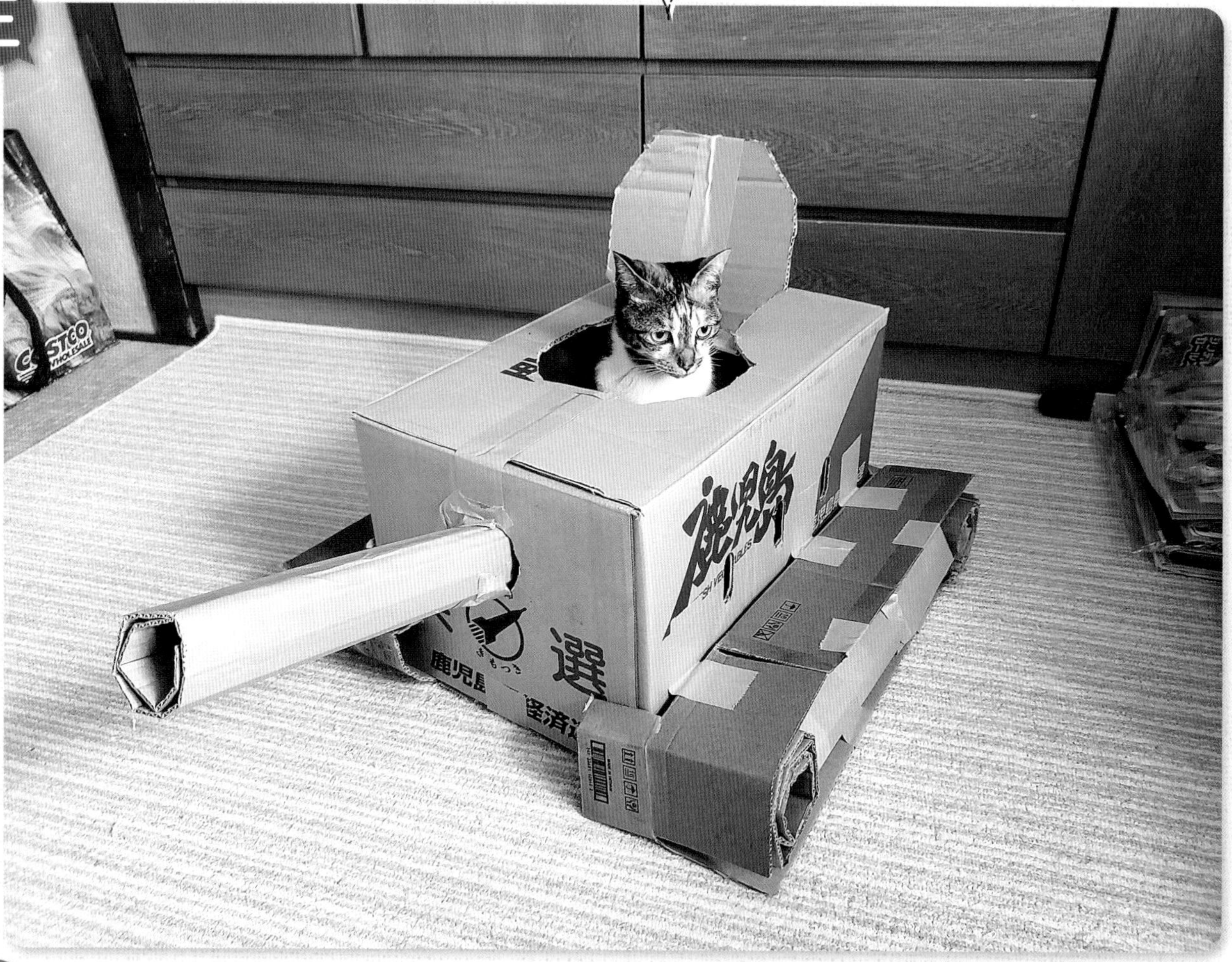

誤

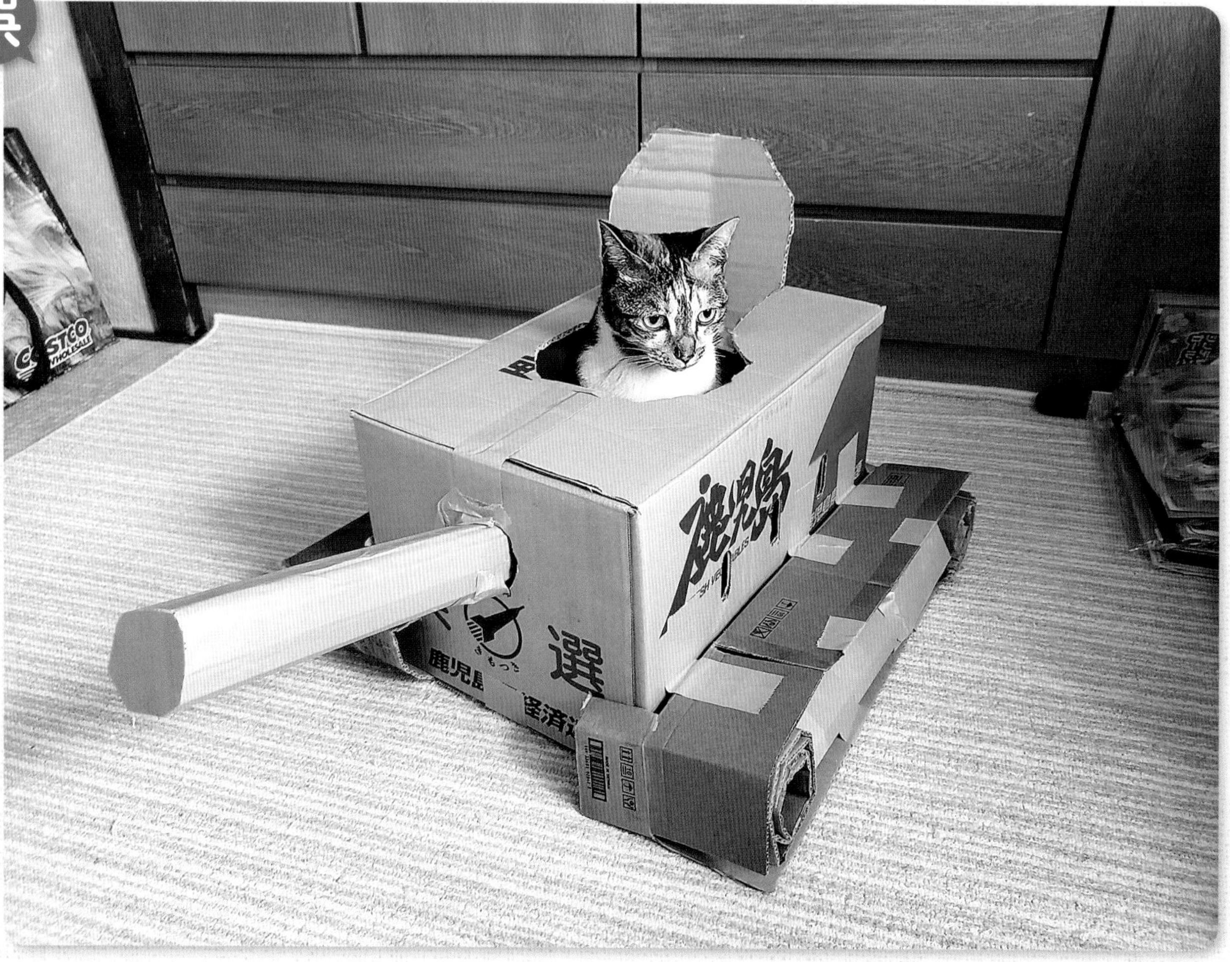

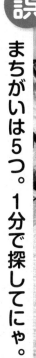

まちがいは5つ。1分で探してにゃ。

➡解答は70ページ

54 不服ねこ

いぬ君はなんでも
ハイハイいうのに、
なんで干支の交代の話は
必ず無視するにゃ？

1分で見つけた数	個
全部見つけるまでの時間	分　秒

正

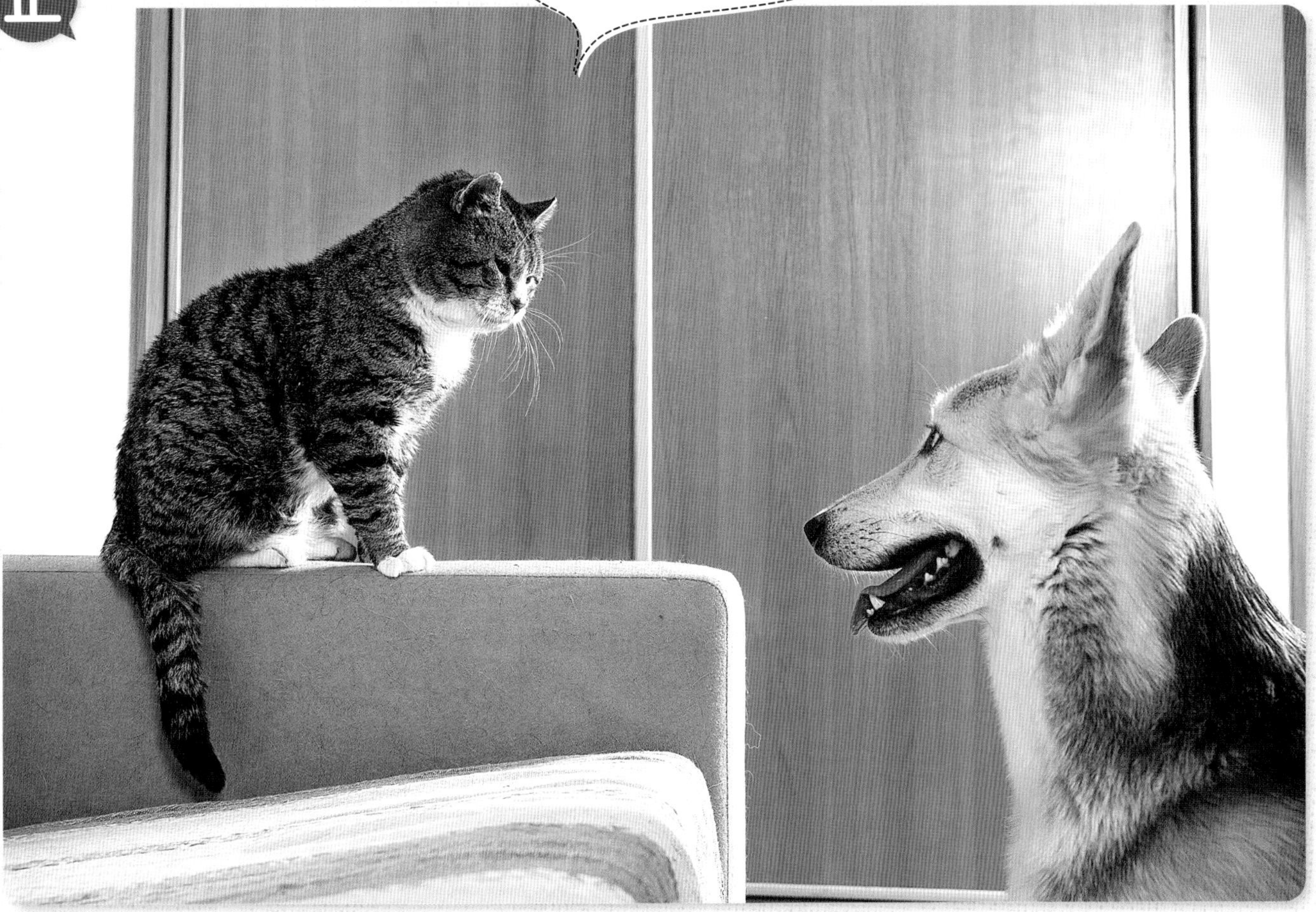

誤

まちがいは5つ。1分で探してにゃ。

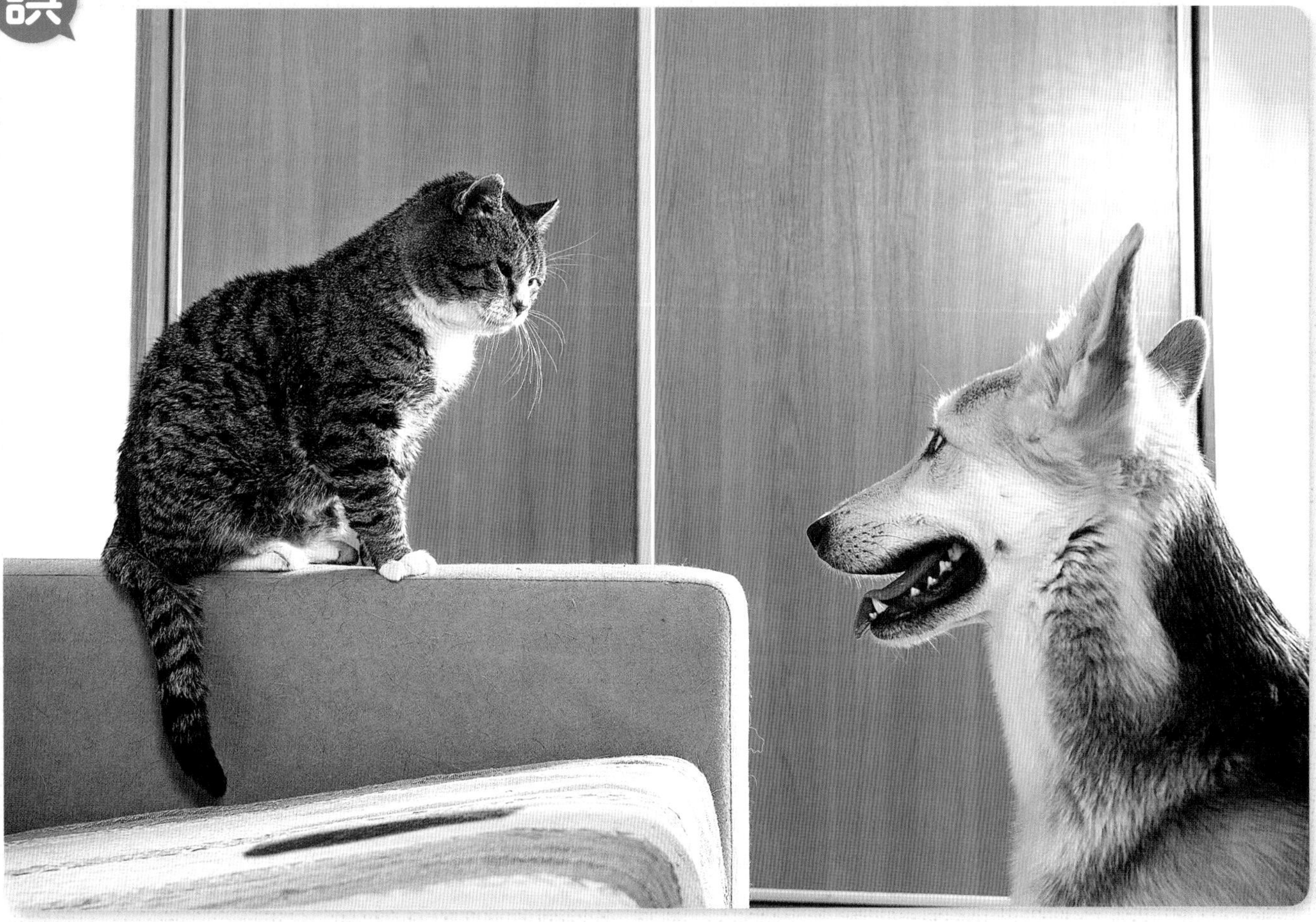

解答は71ページ

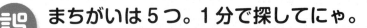

55 テスト当日ねこ

10分だけ仮眠の
目覚ましかけたのに
鳴らなかった…。
なんも勉強してにゃい…

1分で見つけた数	個
全部見つけるまでの時間	分　秒

正

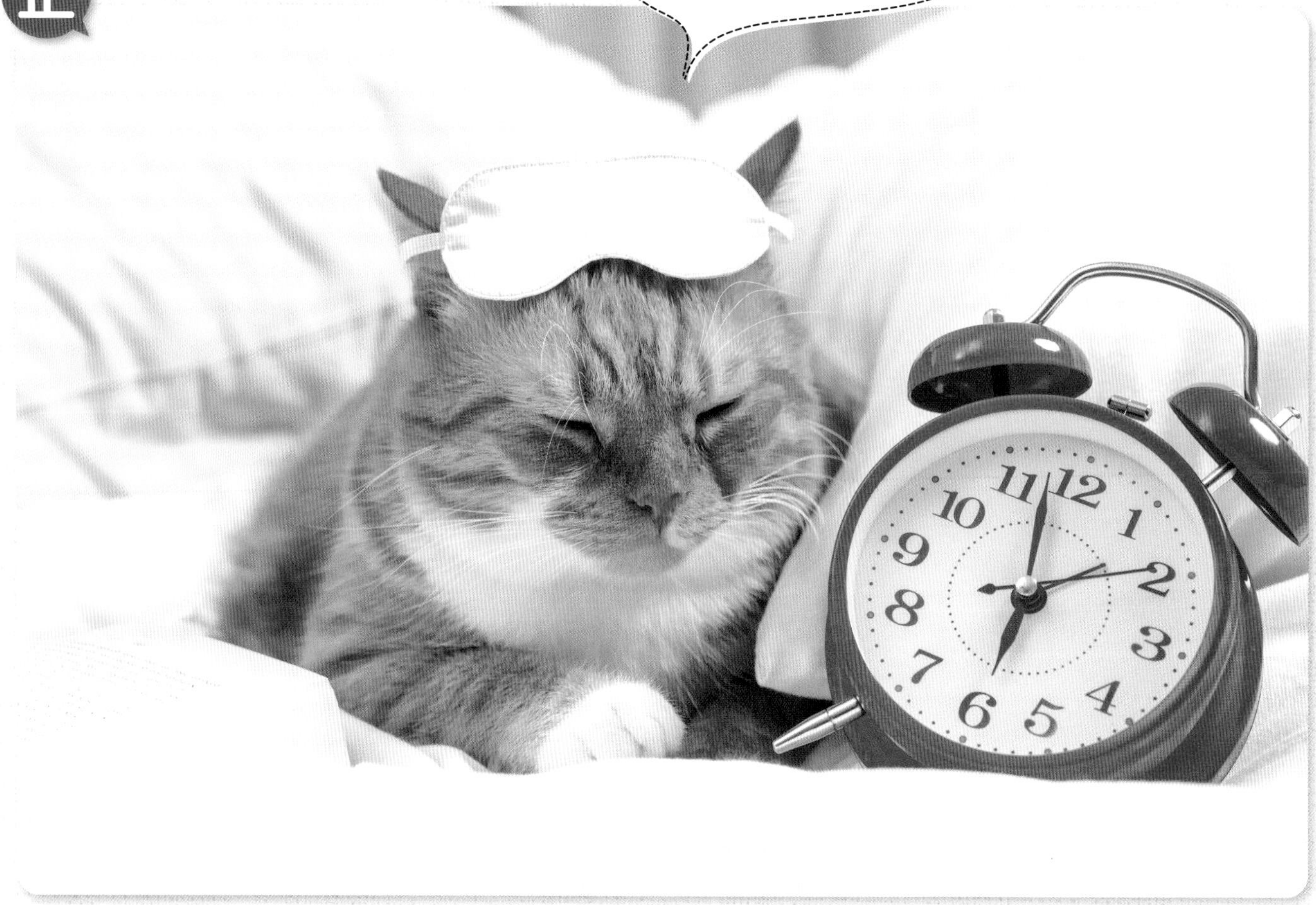

誤　まちがいは5つ。1分で探してにゃ。

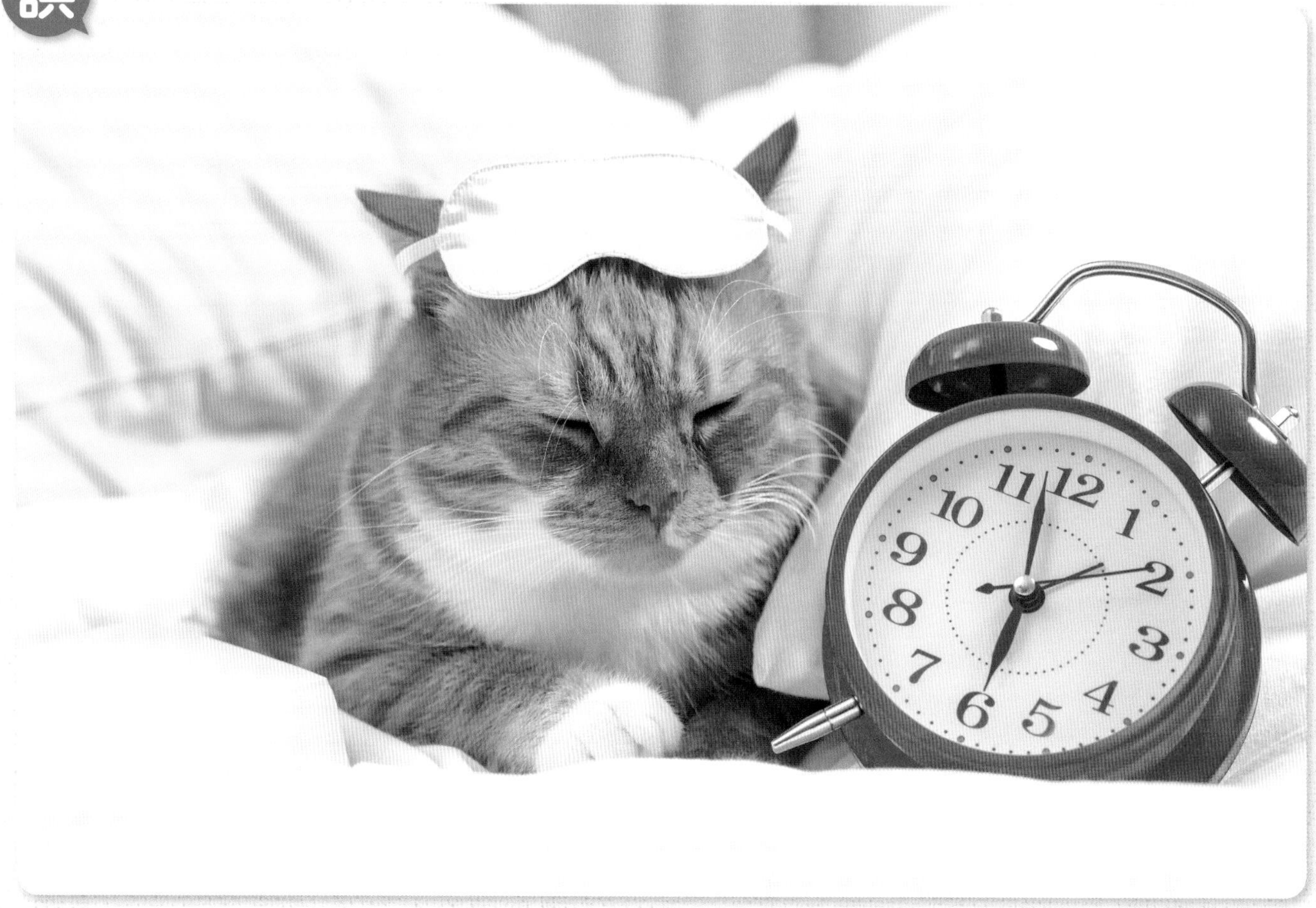

➡解答は71ページ

56 かっこよすぎねこ

オレがサカナ
食ったことにしてやるから。
さぁ、それ持って早く逃げな

1分で見つけた数	個
全部見つけるまでの時間	分　秒

正

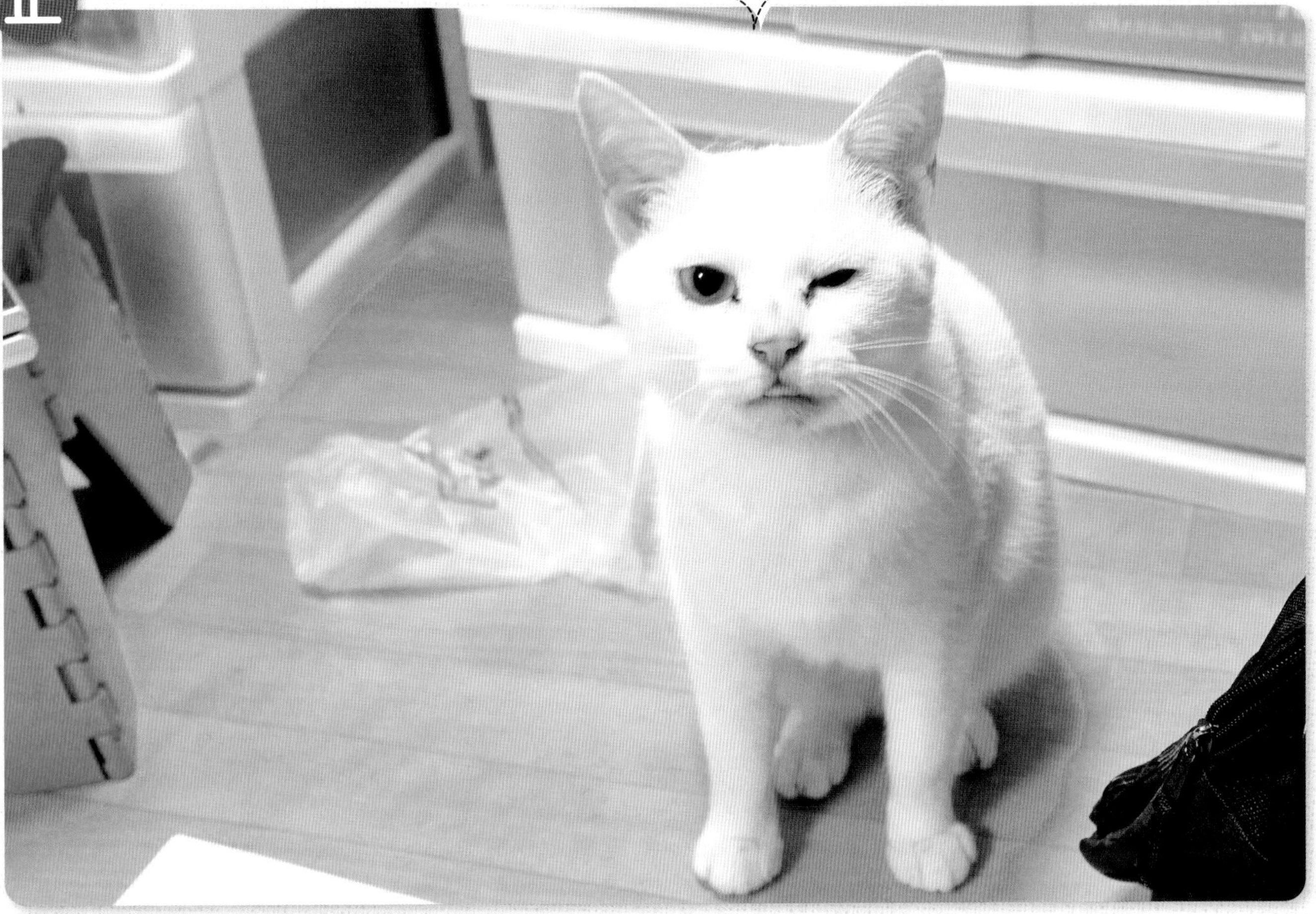

誤　まちがいは5つ。1分で探してにゃ。

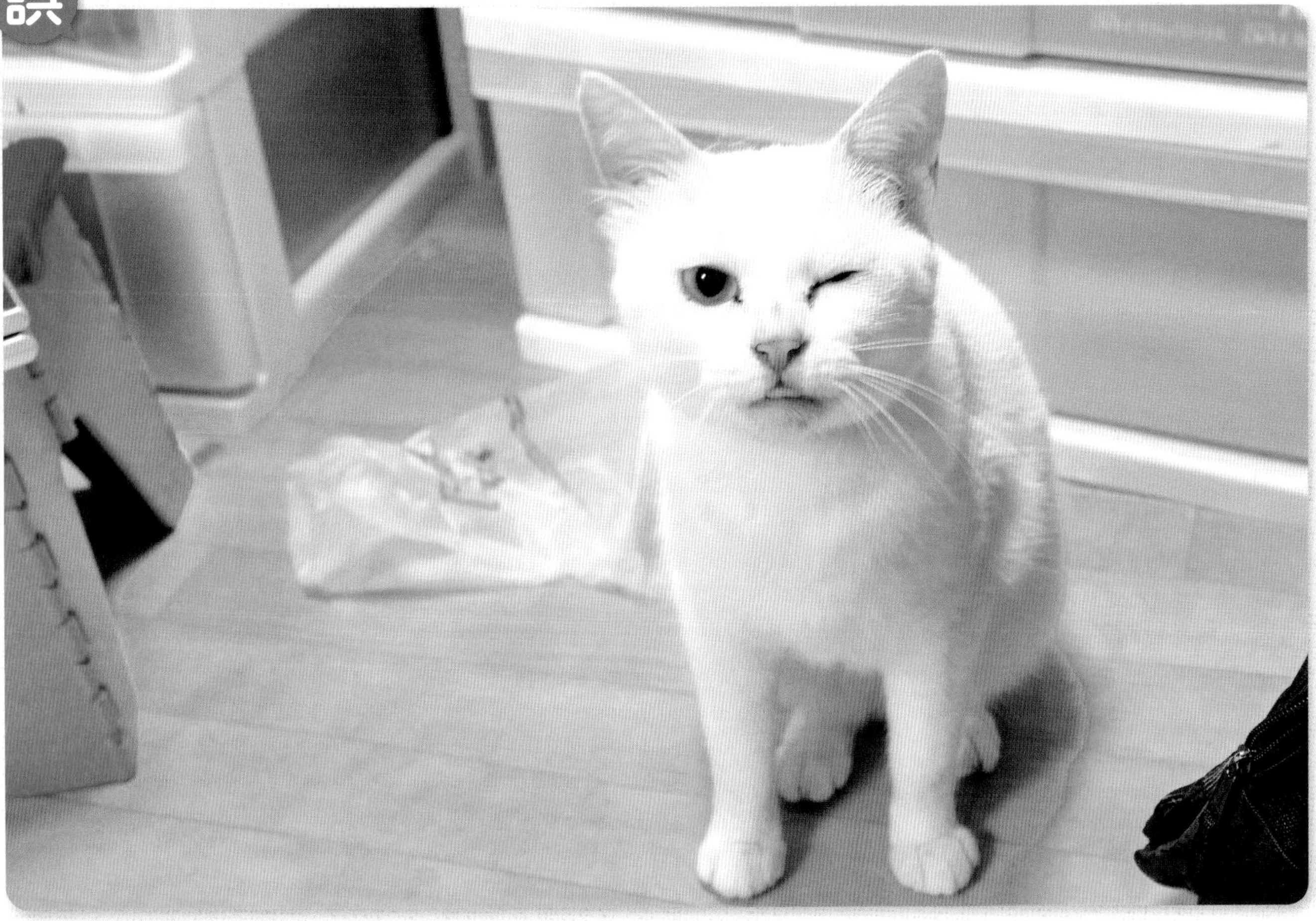

➡解答は71ページ

57 幸せの青いねこ

ぼくたちの美しい瞳の力で
お花もカゴも
すてきなブルーに変身さ

1分で見つけた数	個
全部見つけるまでの時間	分　秒

正

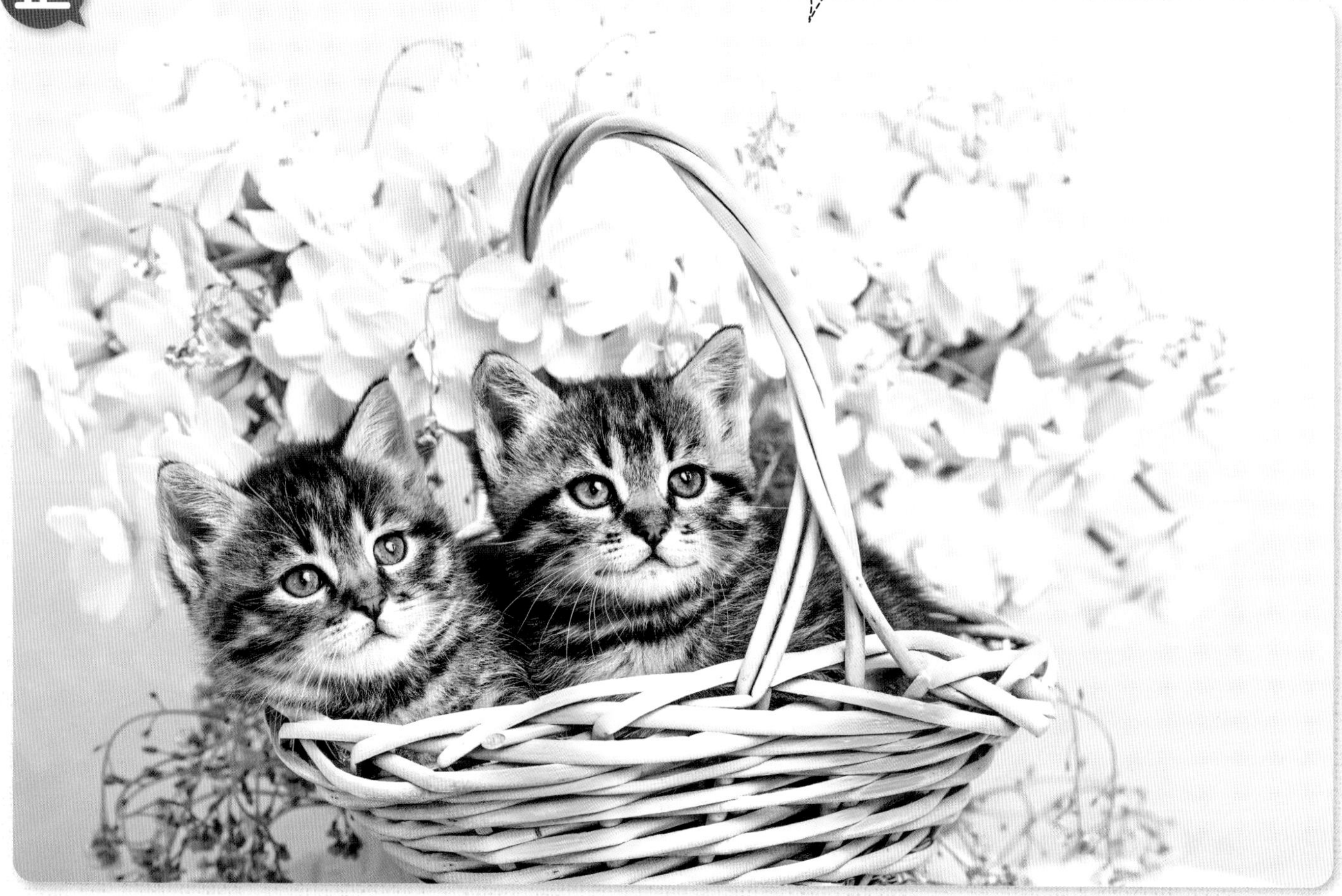

誤　まちがいは5つ。1分で探してにゃ。

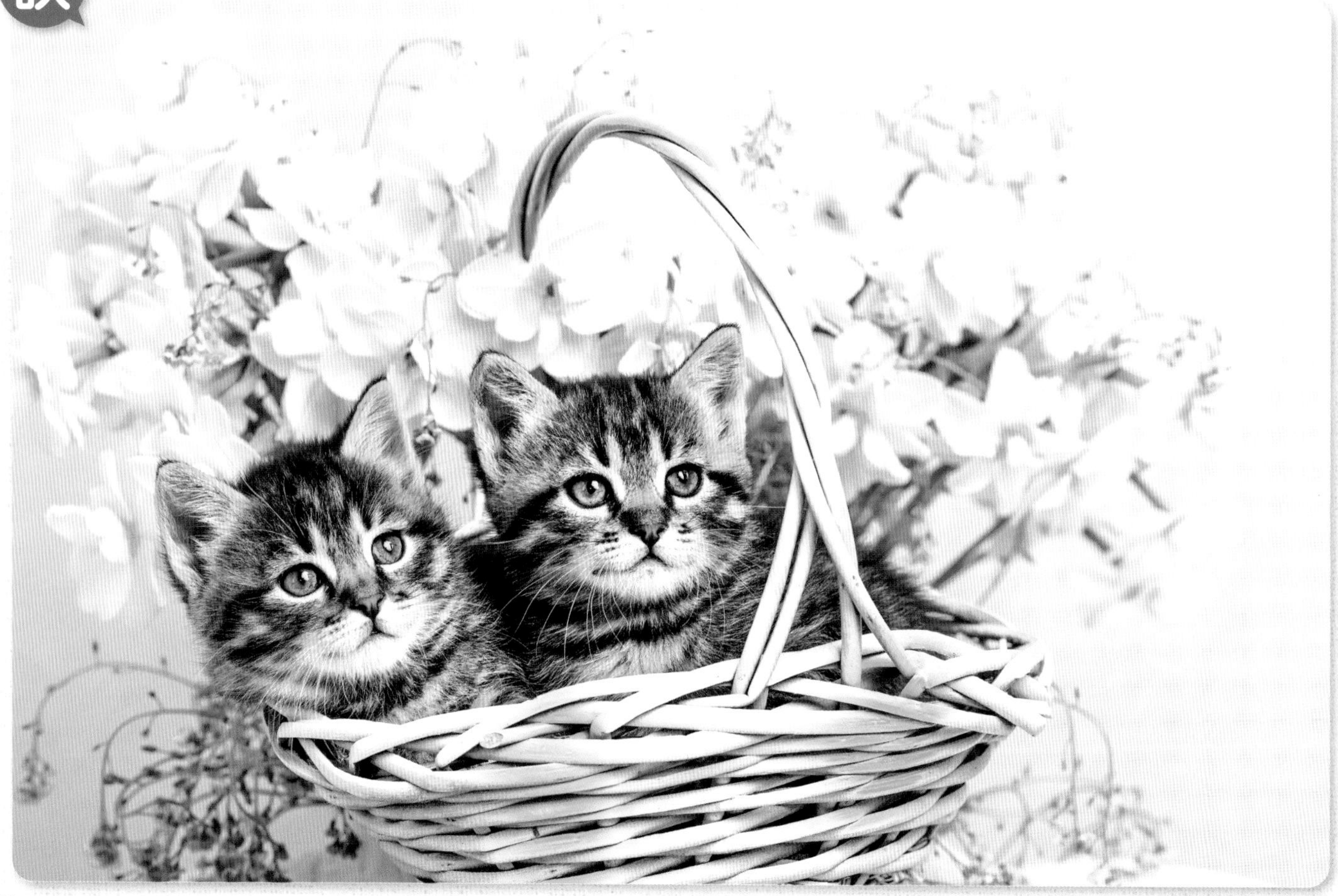

➡解答は71ページ

58 くまねっこ

わたしのおててを
こうして耳にあてると〜
ほら！くまさんみたいでしょ

1分で見つけた数	個
全部見つけるまでの時間	分　秒

正

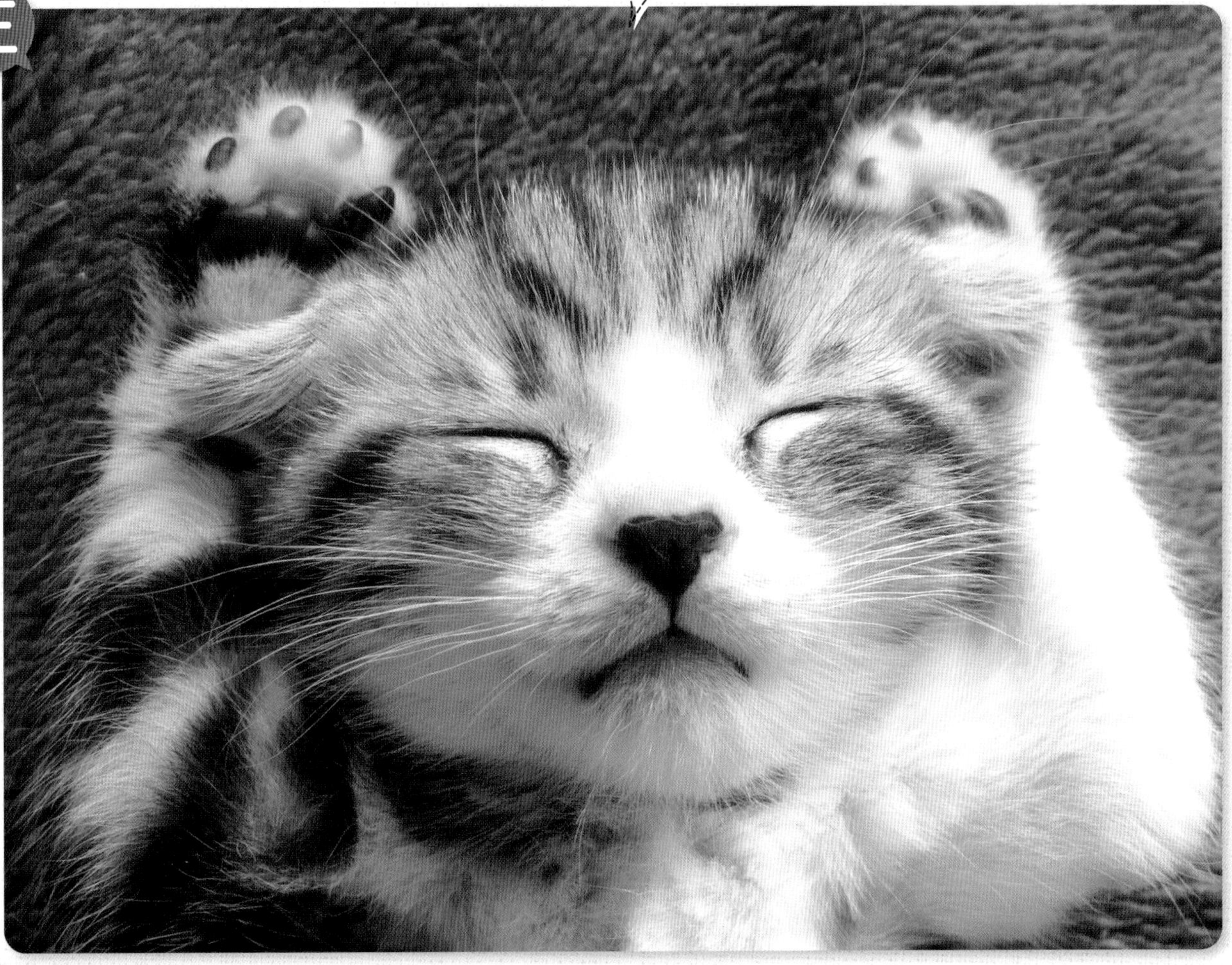

誤

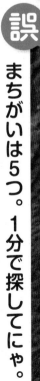

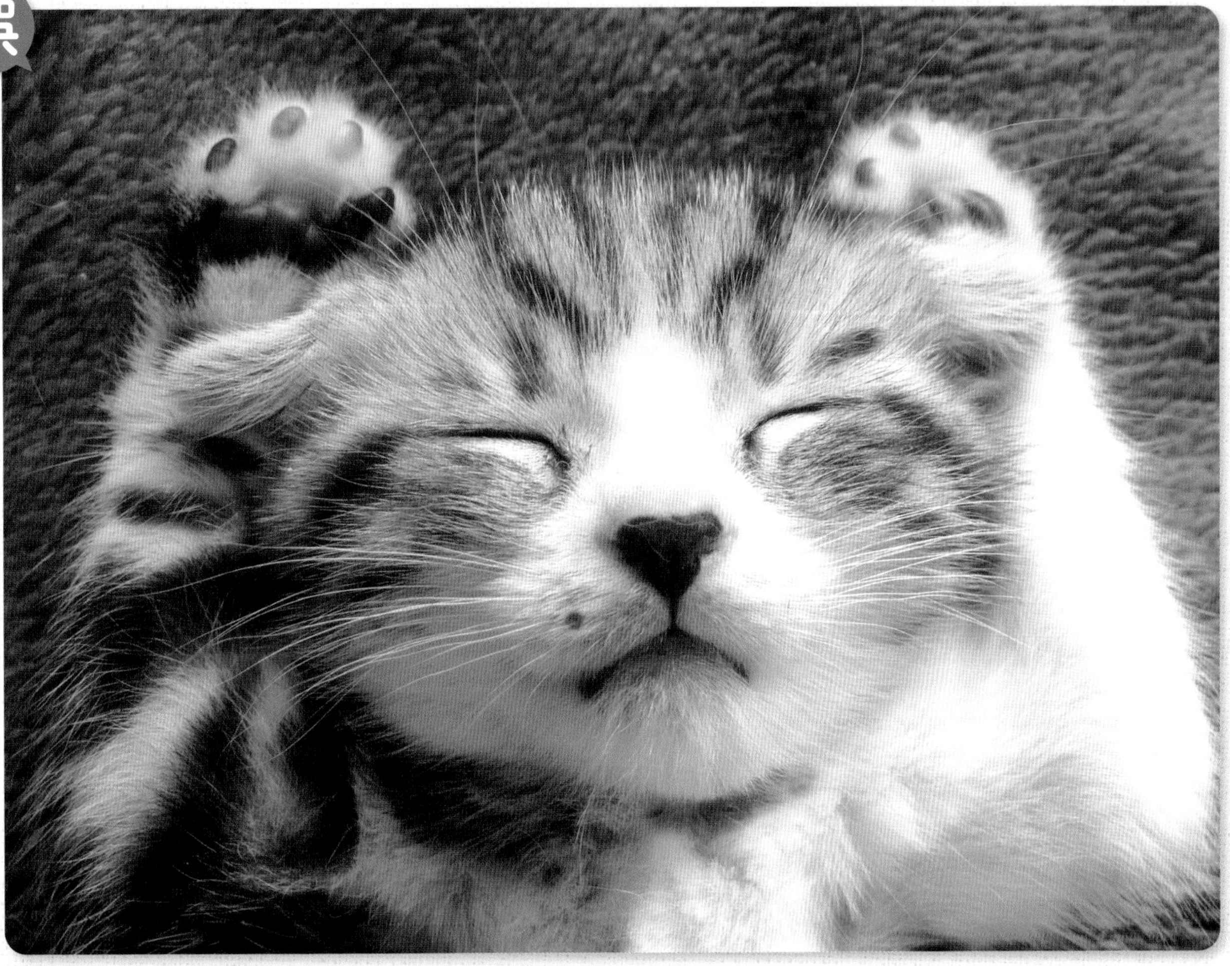

まちがいは5つ。1分で探してにゃ。

➡解答は71ページ

59 わんにゃんタクシー

子供がうまれそうなので急いでくださいにゃ！

おぅ！任せろっ

1分で見つけた数	個
全部見つけるまでの時間	分　秒

正

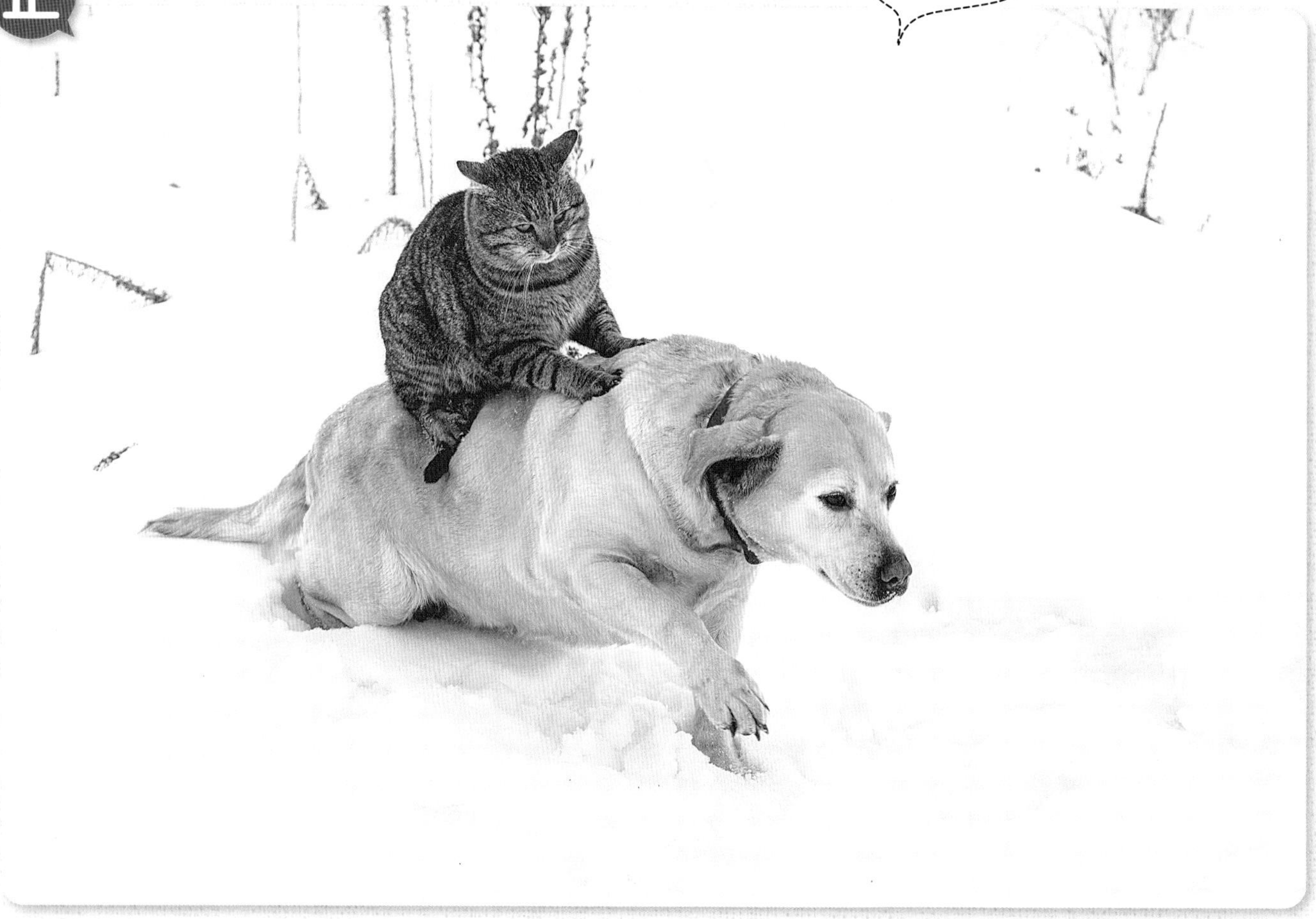

誤

まちがいは5つ。1分で探してにゃ。

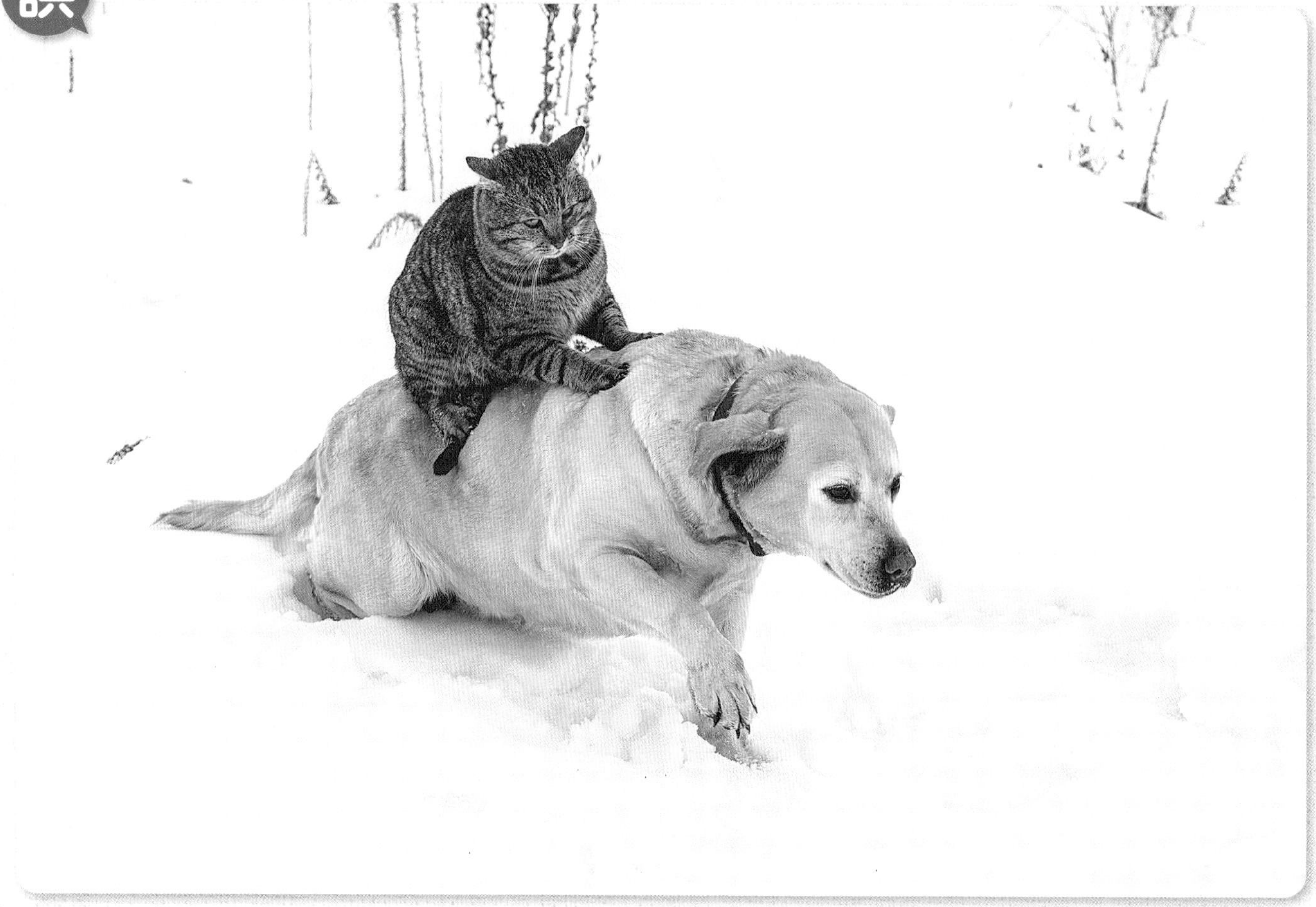

➡解答は71ページ

60 読書ねこ

本でも読も。
えっと…天はねこの上にねこを造らず…
ねこの下に…ねこを…ZZZ…。

1分で見つけた数	個
全部見つけるまでの時間	分　秒

正

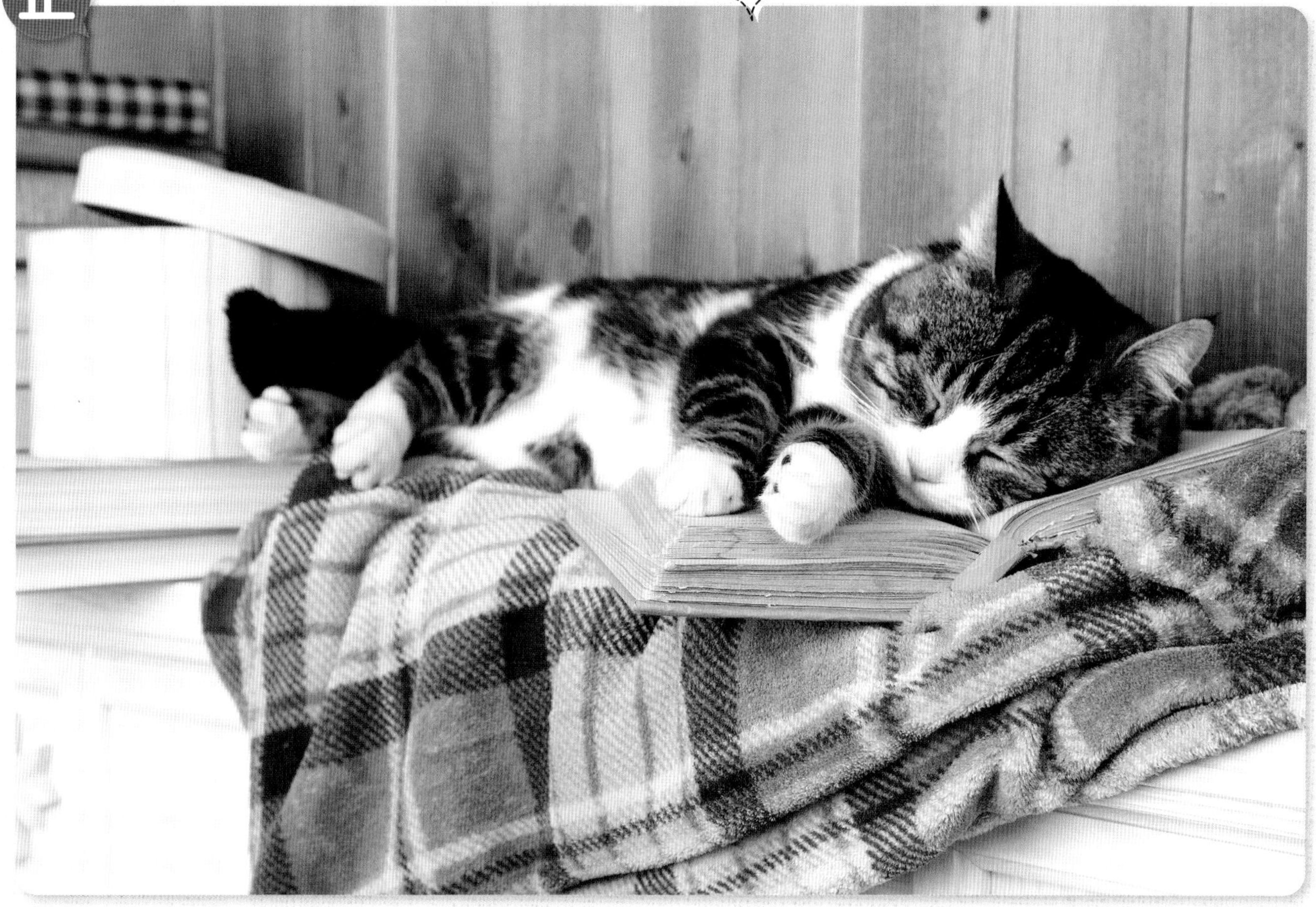

誤

まちがいは5つ。1分で探してにゃ。

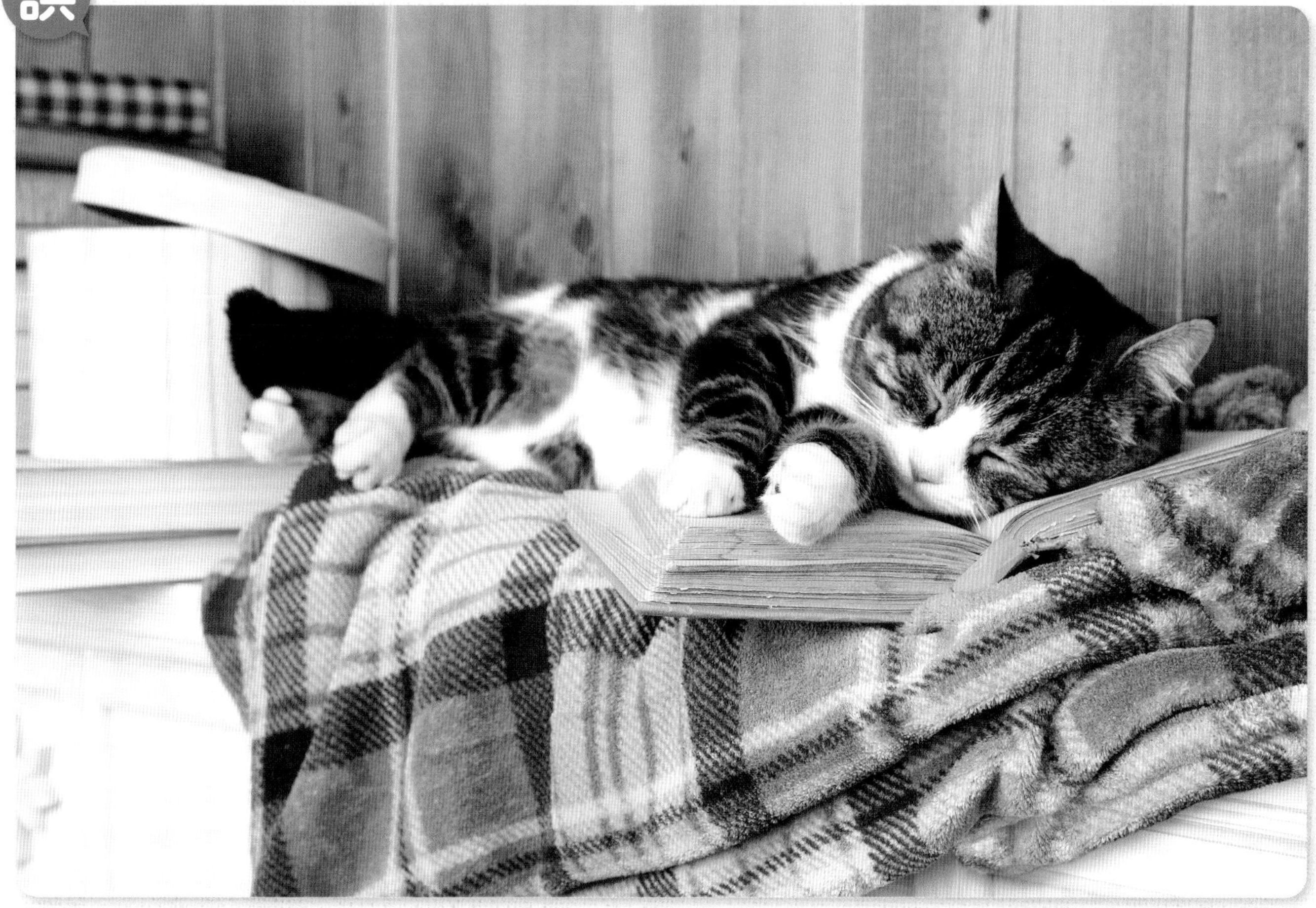

➡解答は71ページ

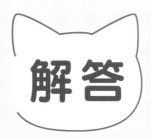

解答

※印刷による汚れ・カスレなどはまちがいに含まれません。

❶マリリン・モンローねこ（P5）

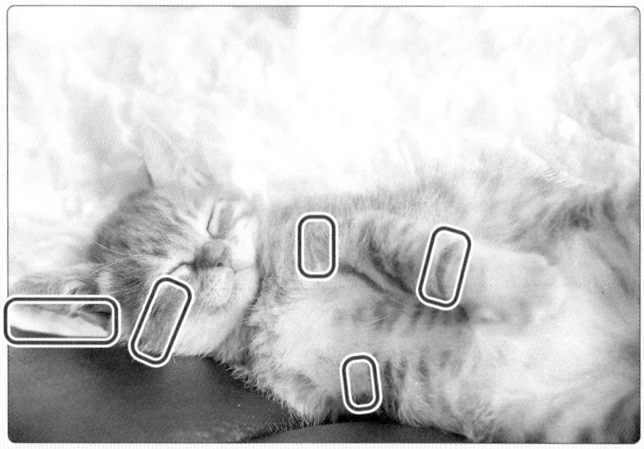

❷兄ねこ（P6）

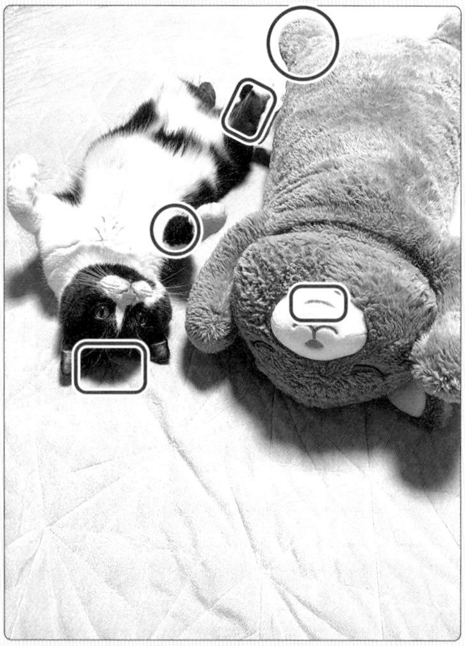

❸白雪姫ねこ（P7）

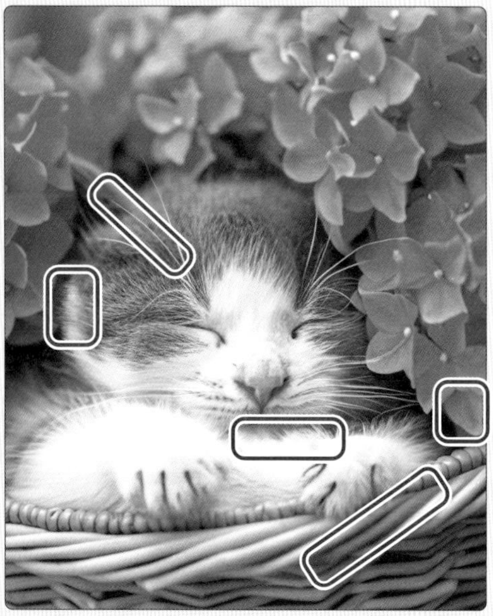

❹なんでねこ（P8）

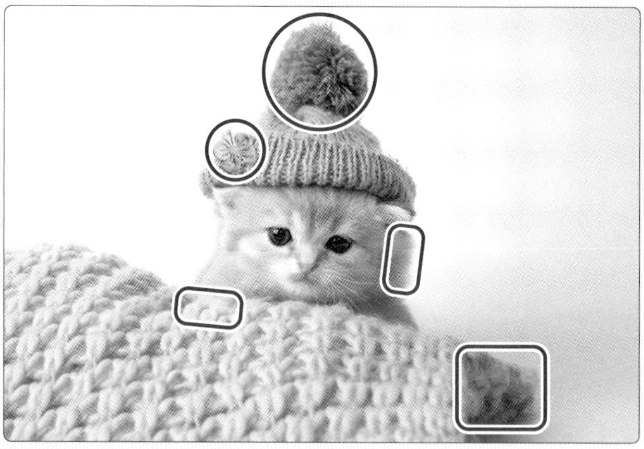

❺収まりがいいねこ（P9）

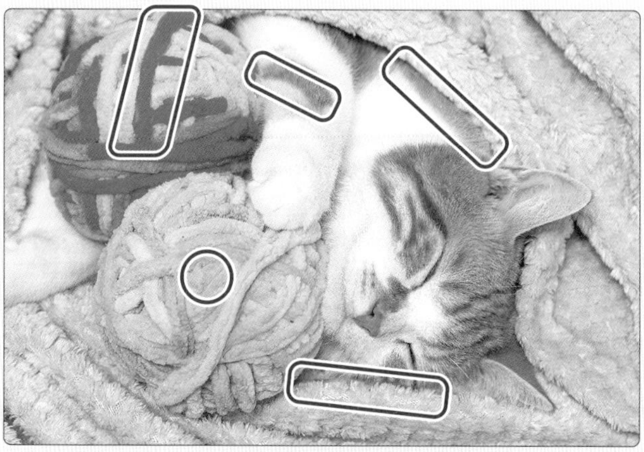

❻マイホーム買いたてねこ（P10）

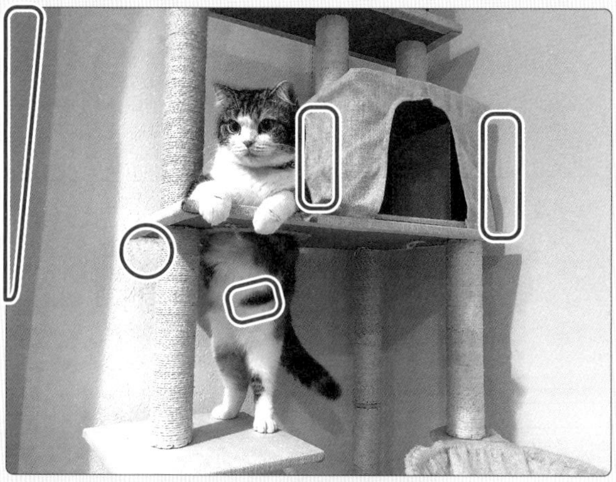

❼にゃんこのたま（P11）

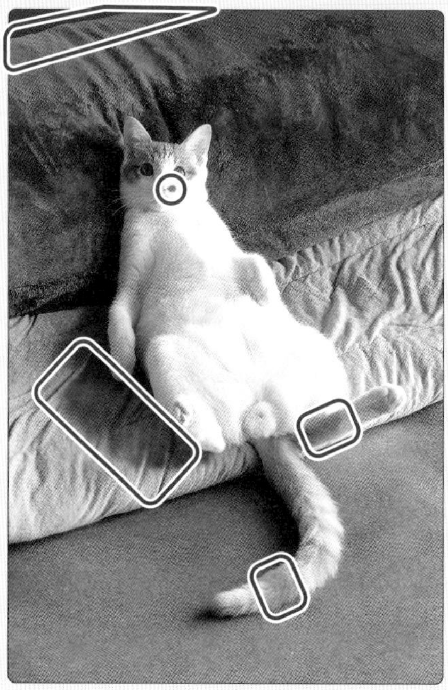

⑧夏休み明けねこ（P12）

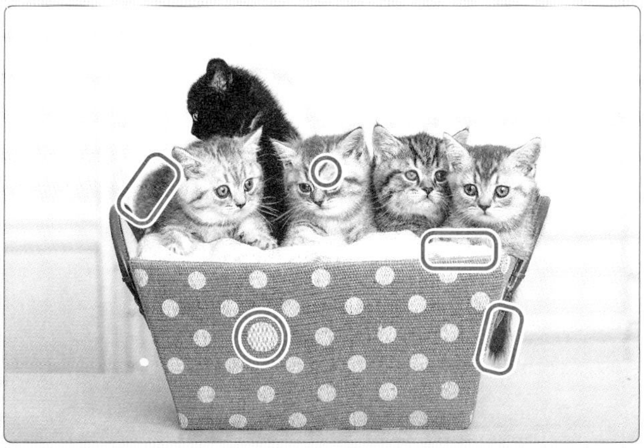

⑨通せんぼねこ（P13）

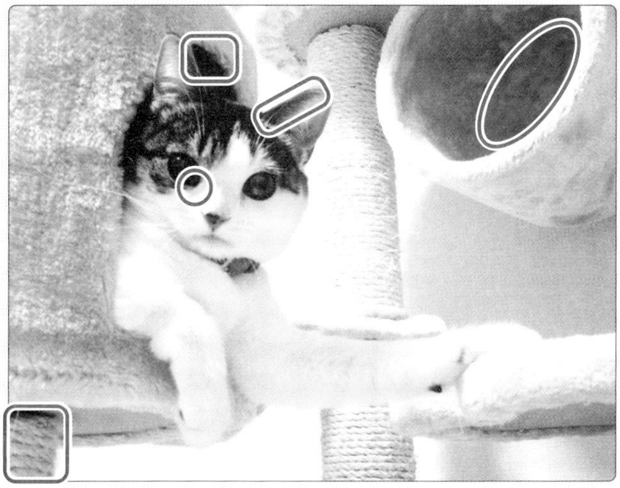

⑩イメトレねこ（P14）

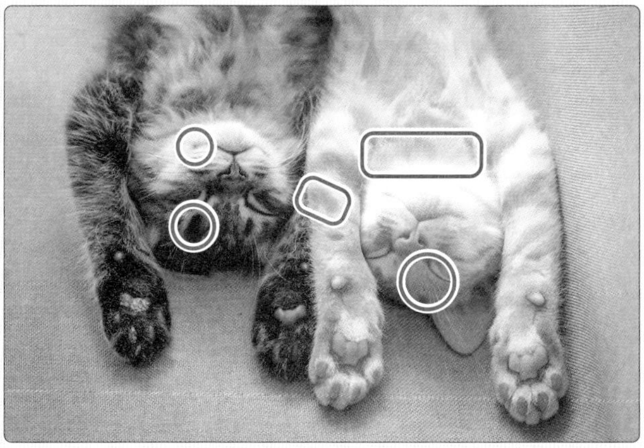

⑪まてにゃいねこ（P15）

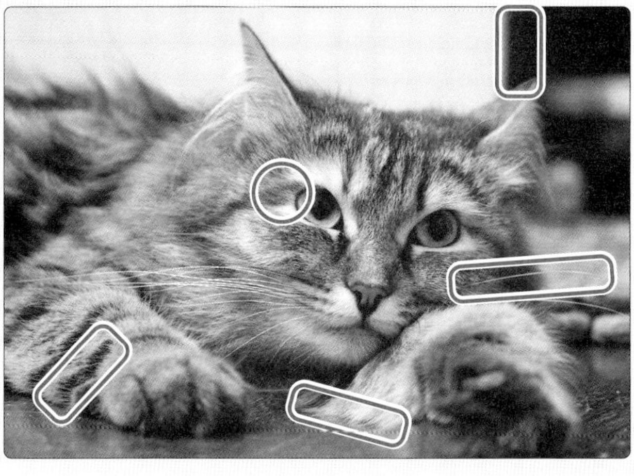

⑫やめられにゃいねこ（P16）

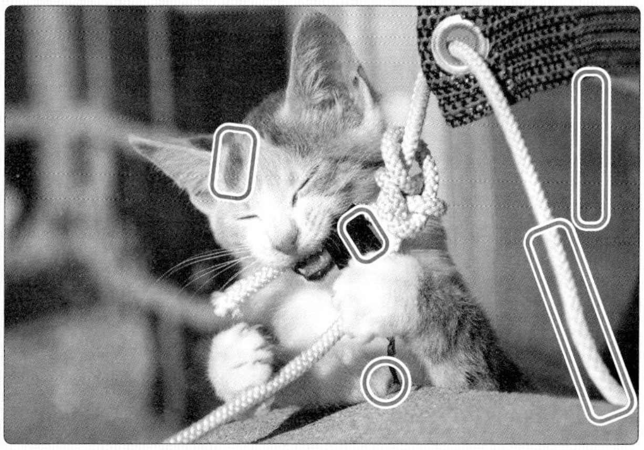

⑬ロックオンねこ（P17）

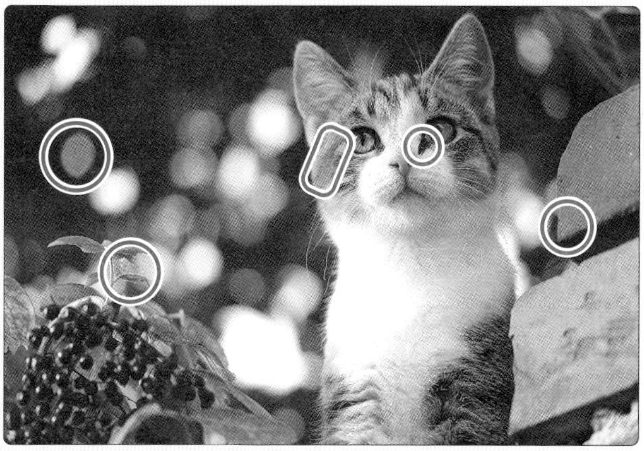

⑭誘導ねこ（P18）

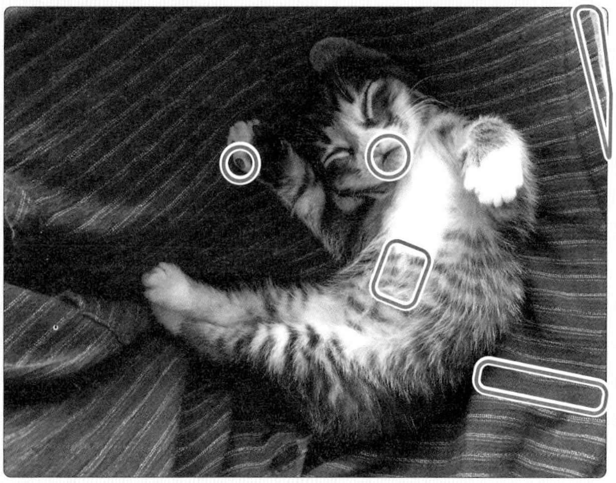

⑮もじもじねこ（P19）

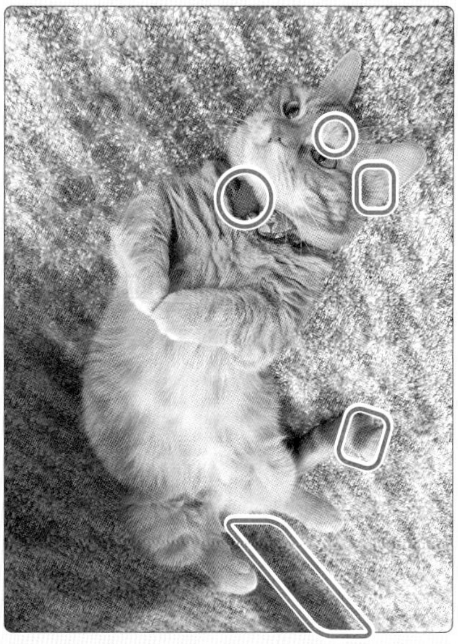

⑯のびねこ（P20）

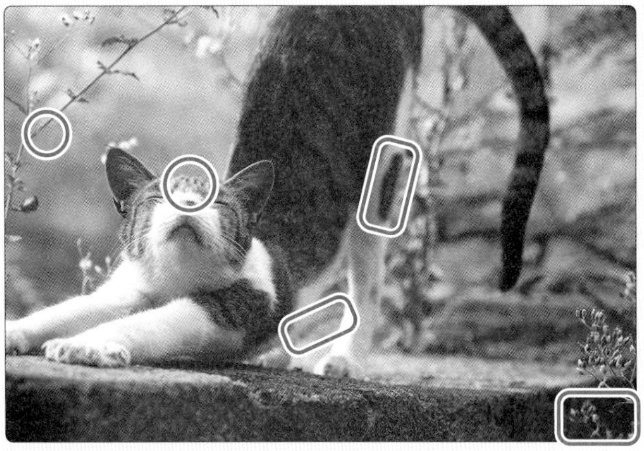

⑰ねこ算（P21）

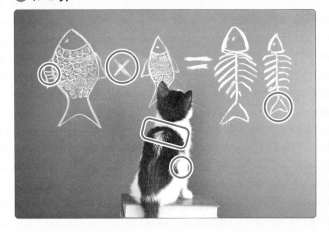

⑱うっかりねこ（P22）

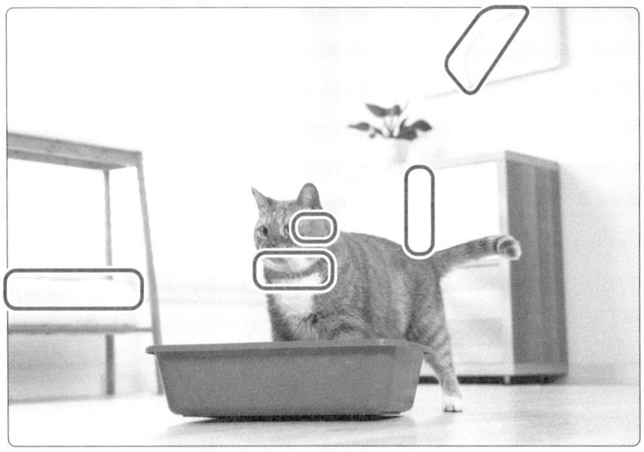

⑲在宅勤務ねこ（P23）

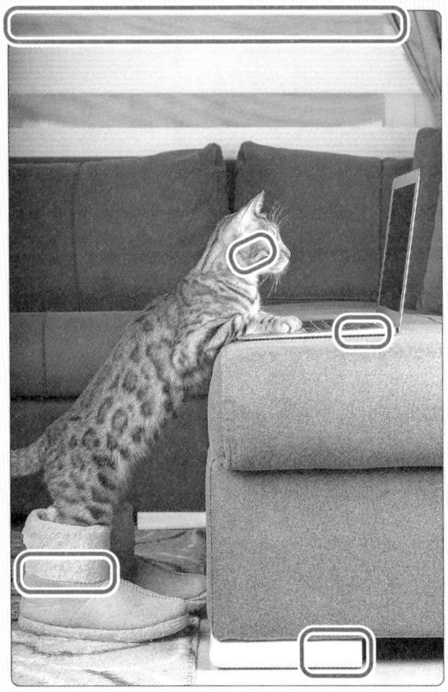

⑳わんこを肉球で使うねこ（P24）

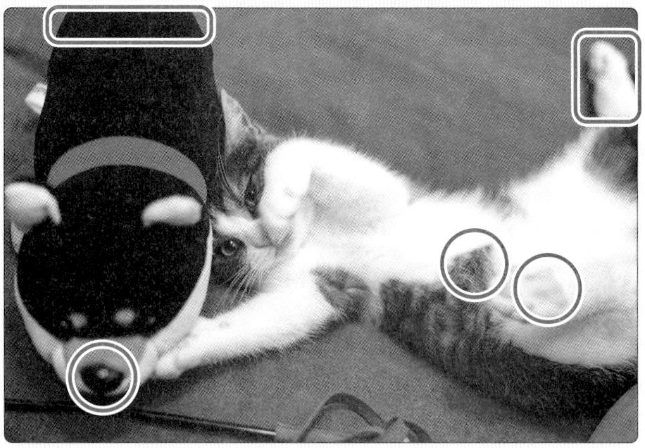

㉑休日のねこ（P25）

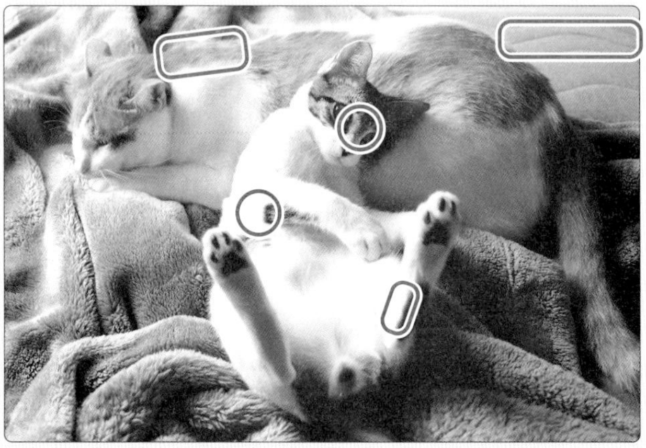

㉒追求ねこ（P26）

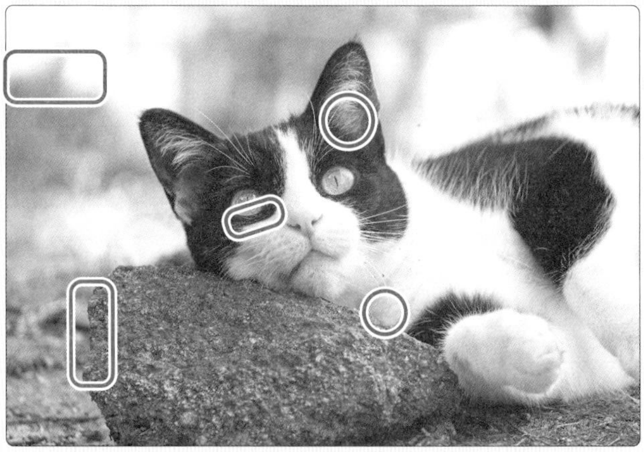

㉓お招きねこ（P27）

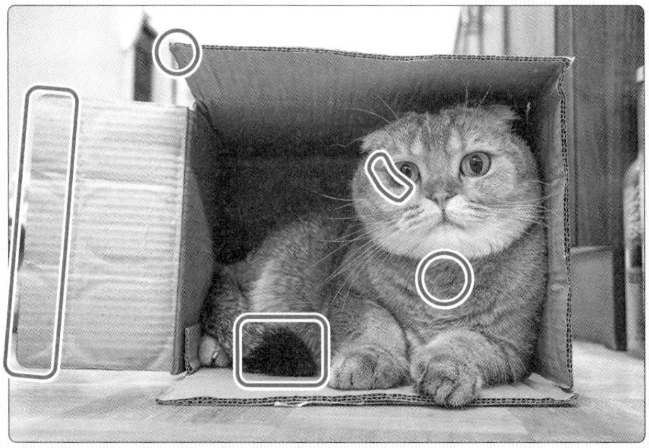

㉔ 床暖房導入決定ねこ（P28）

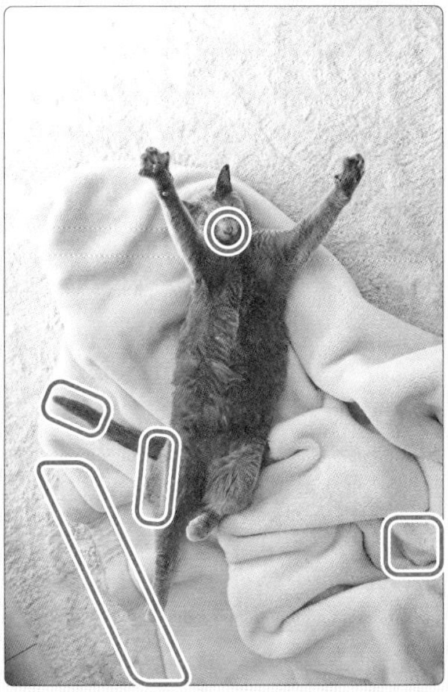

㉕ あるあるねこ（P29）

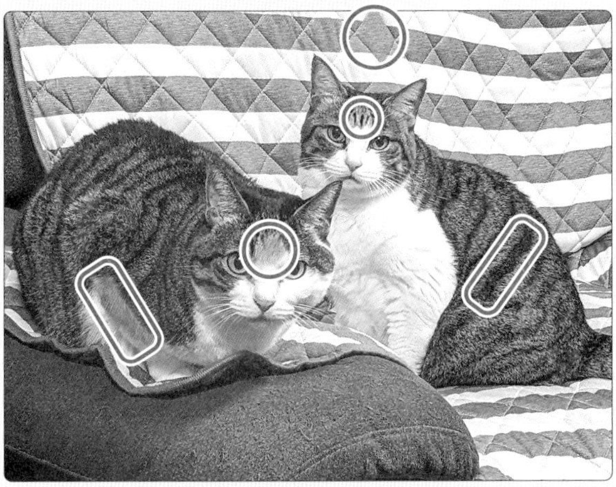

㉖ 狐につままれたねこ（P30）

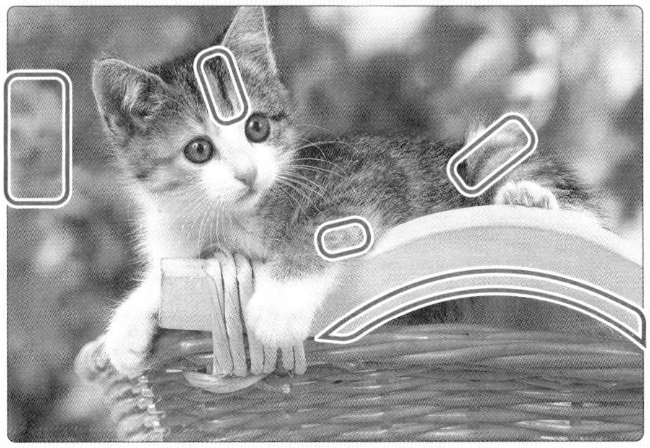

㉗ 接待ねこ（P31）

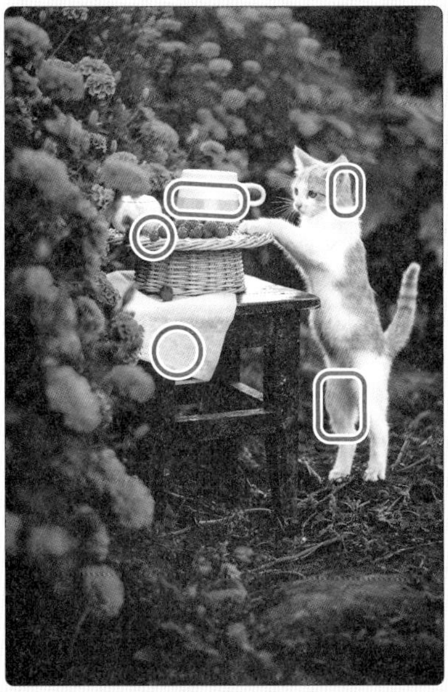

㉘ 社会人ねこ（P32）

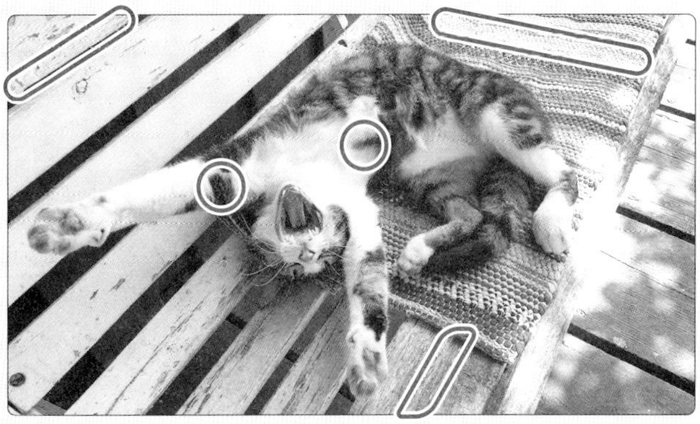

㉙ ぼちぼちねこ（P33）

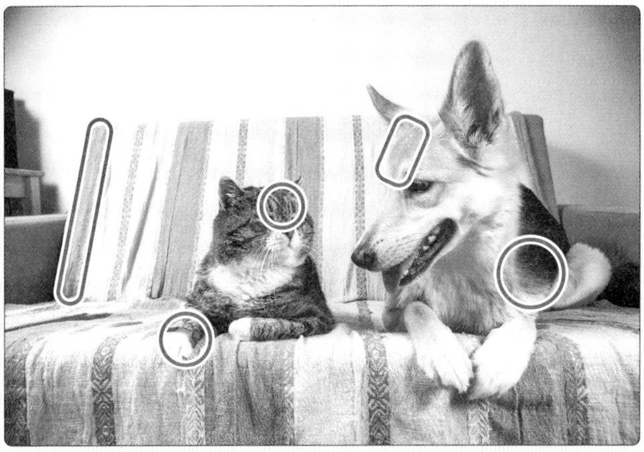

㉚ もう少しねこ（P34）

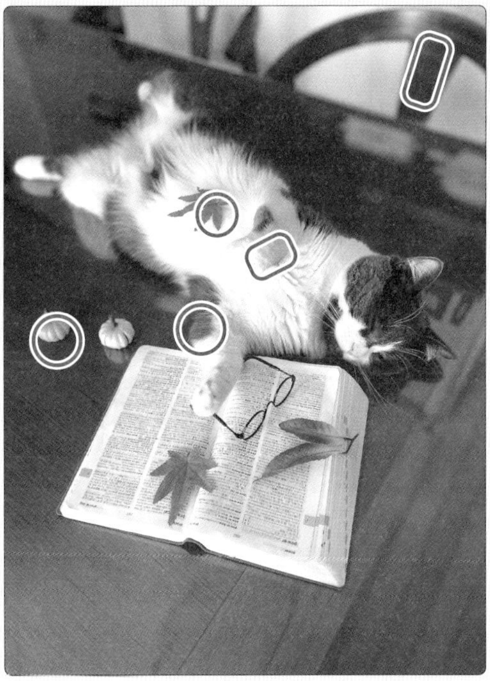

㉛ どうにかしたいねこ（P35）

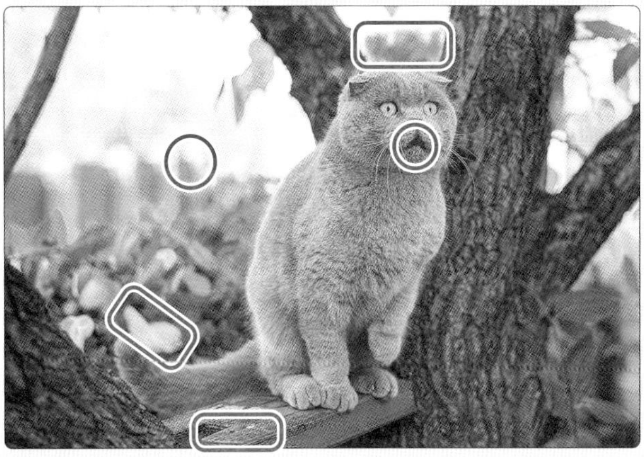

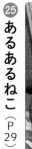

32 ディスコねこ（P36）

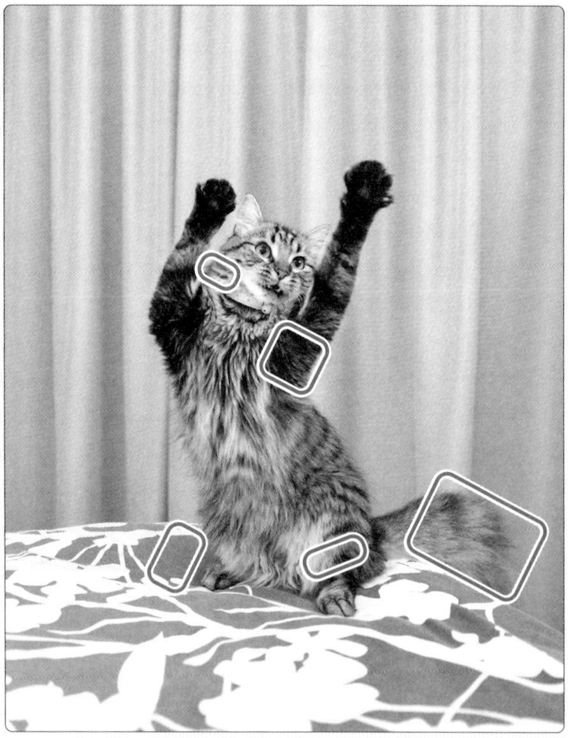

33 筋トレムキムキねこ（P37）

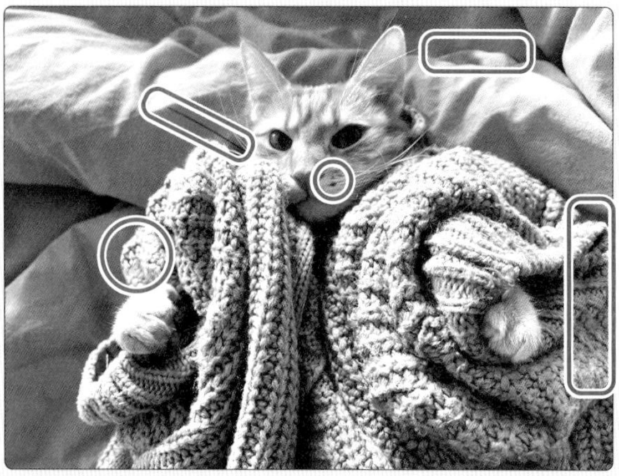

34 流れ星ねこ（P38）

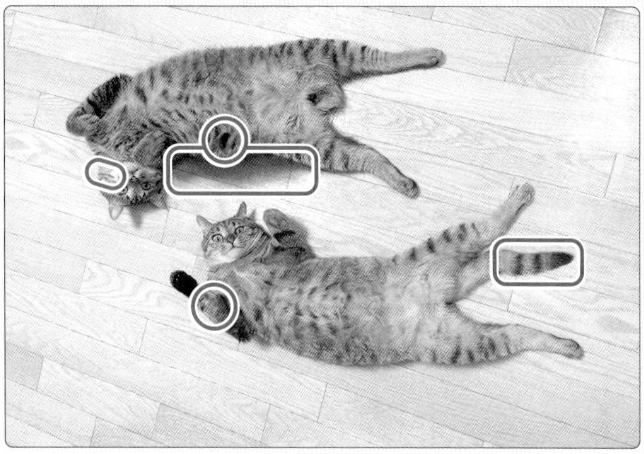

35 バレーねこ（P39）

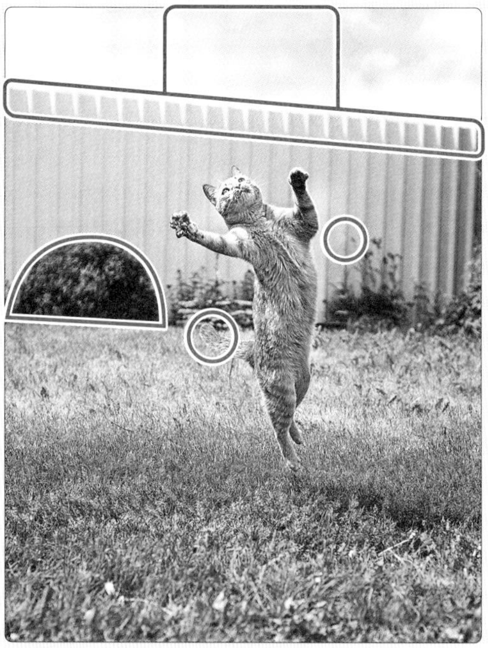

36 あまえねこ（P40）

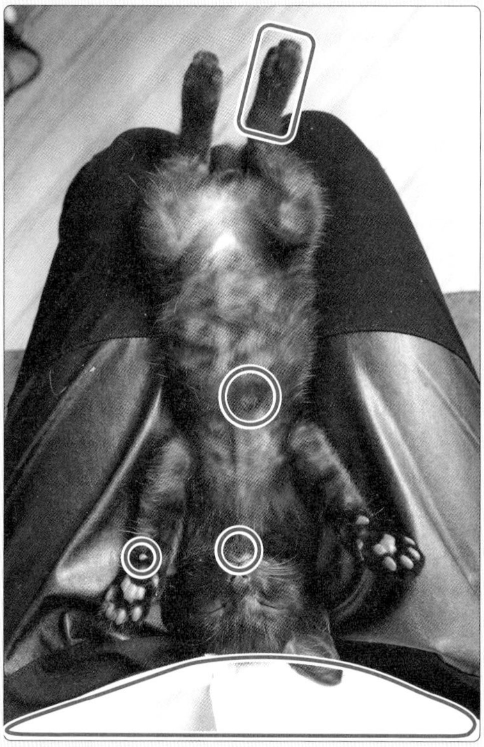

37 レスキューねこ（P40）

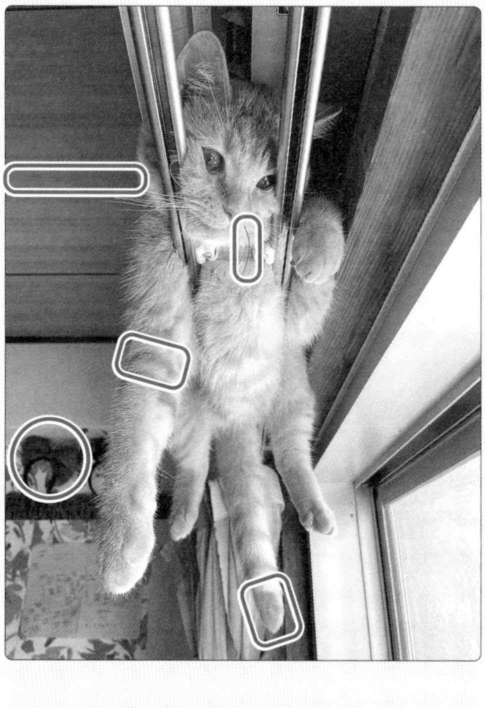

㊳うかつねこ（P41）

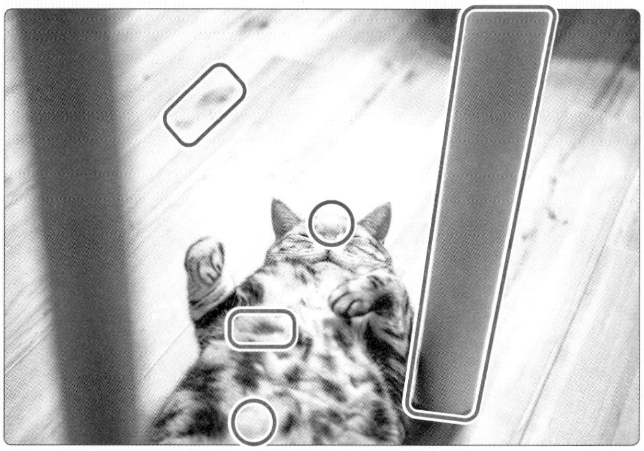

㊴ハートねこ（P42）

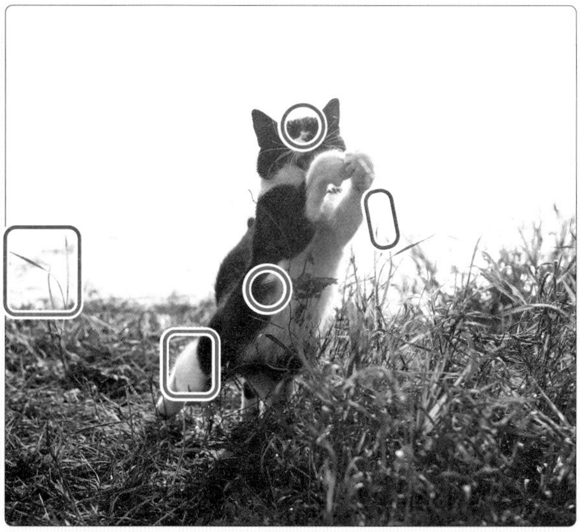

㊵彼ぴねこ（P43）

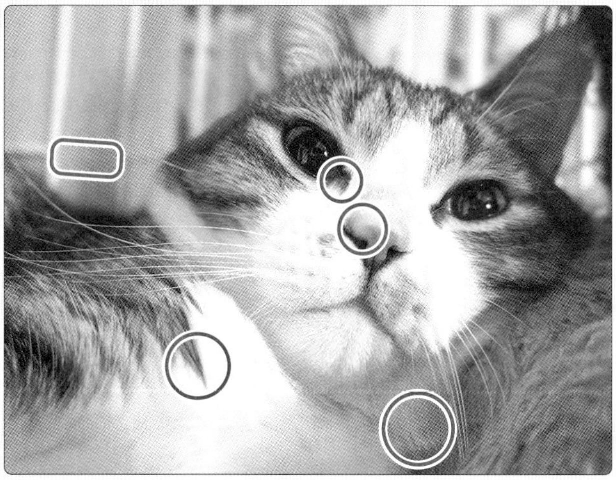

㊶早朝ねこ（P44）

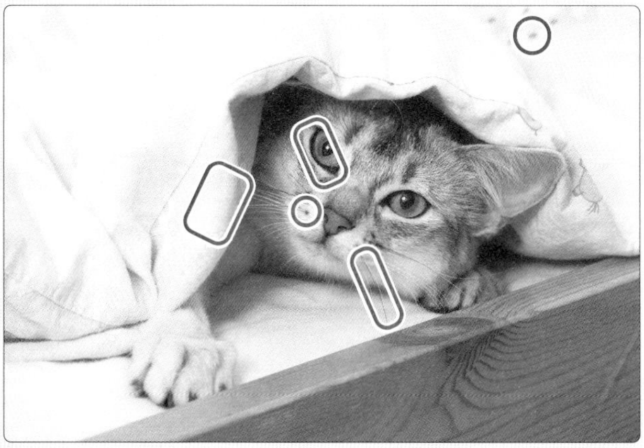

㊷お見合い写真ねこ（P45）

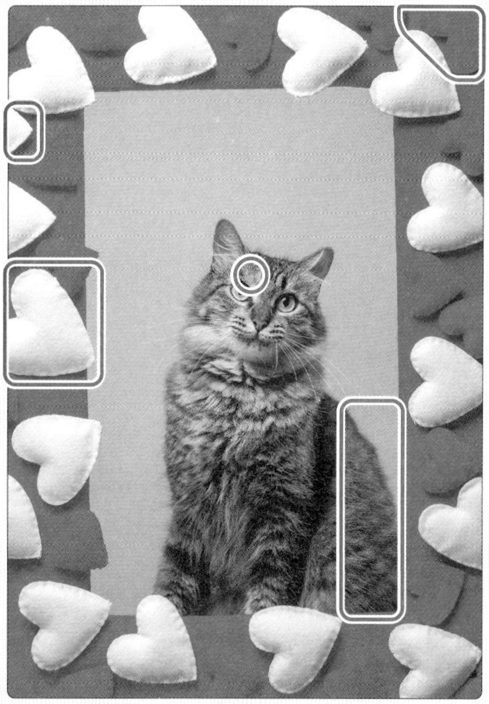

㊸ももねこ（P46）

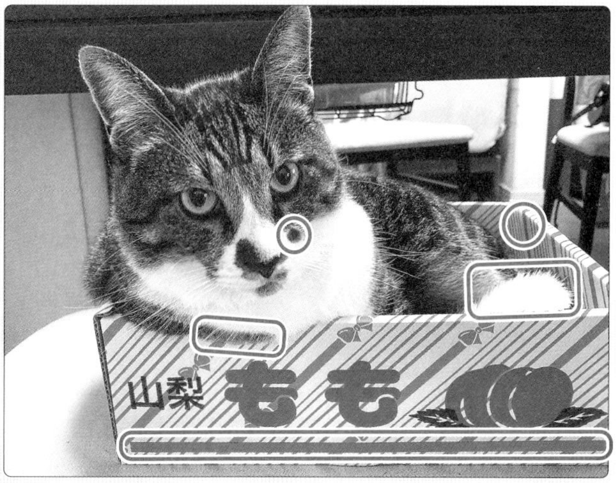

㊹おねぼけにゃんこ（P47）

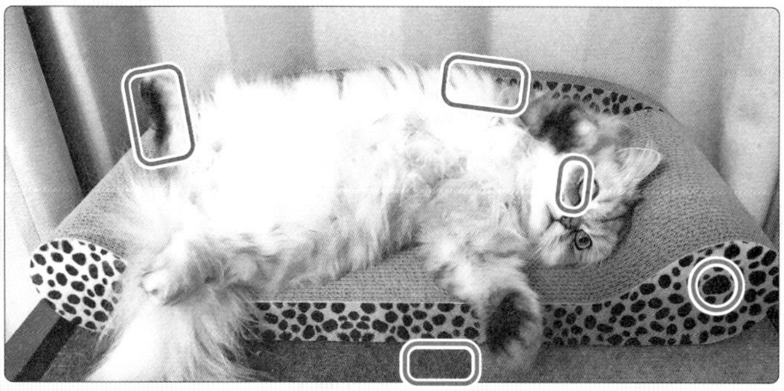

㊺レジ締めねこ（P48）

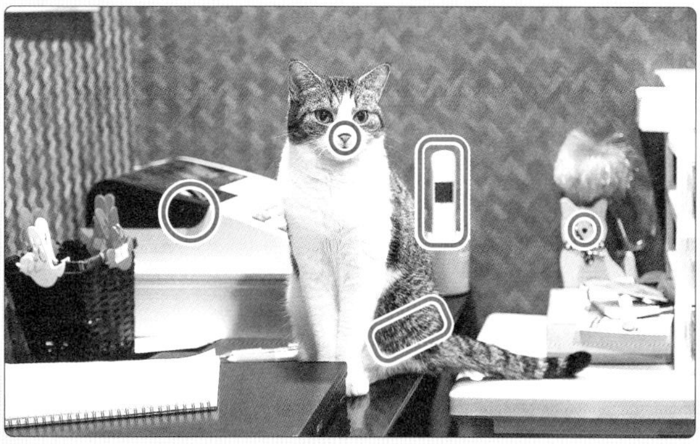

㊻いいなぁねこ（P49）

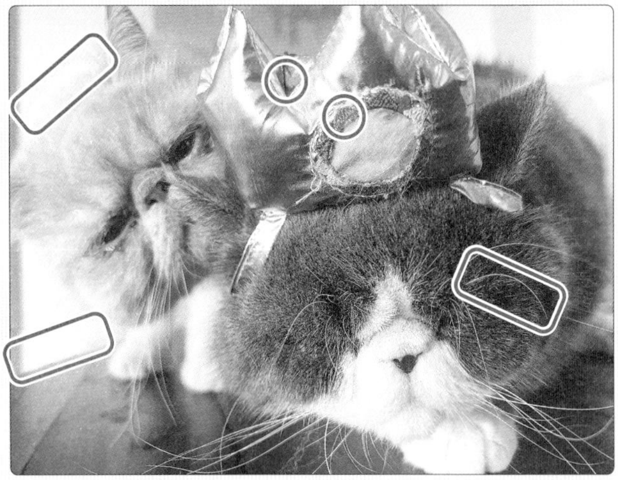

㊼満車ねこ（P50）

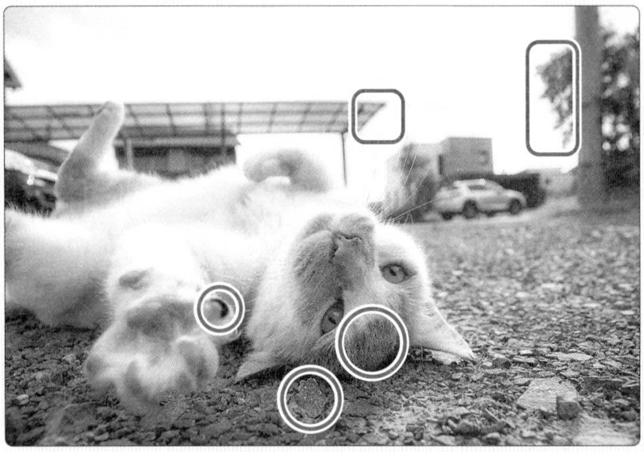

㊽お怒りねこ（P51）

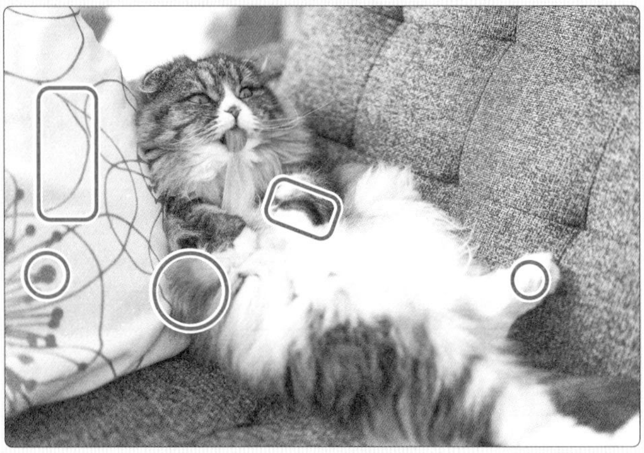

㊾もふもふねこ（P52）

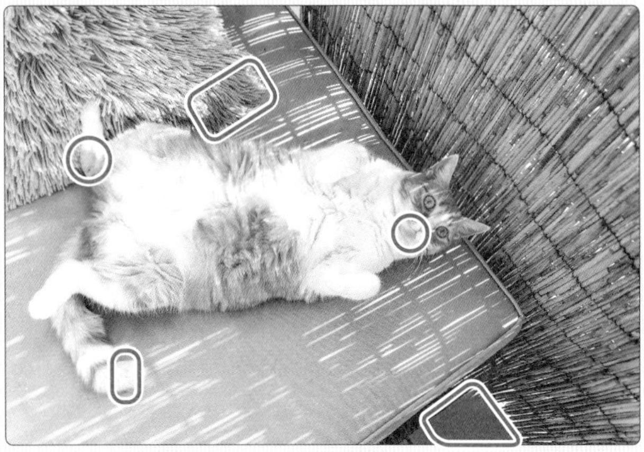

㊿みけねこ宅配便（P53）

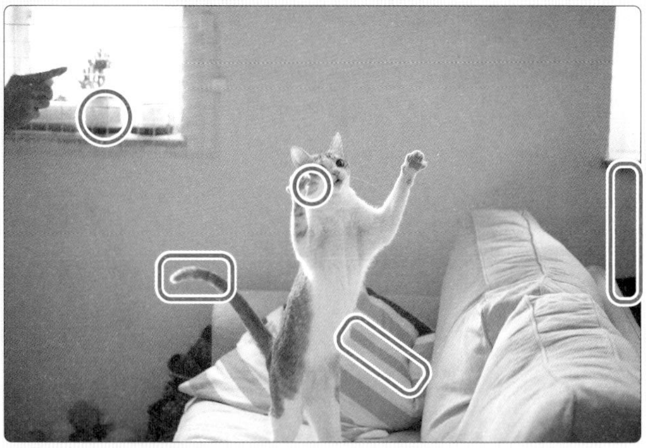

(51)ヒーローねこ（P54）

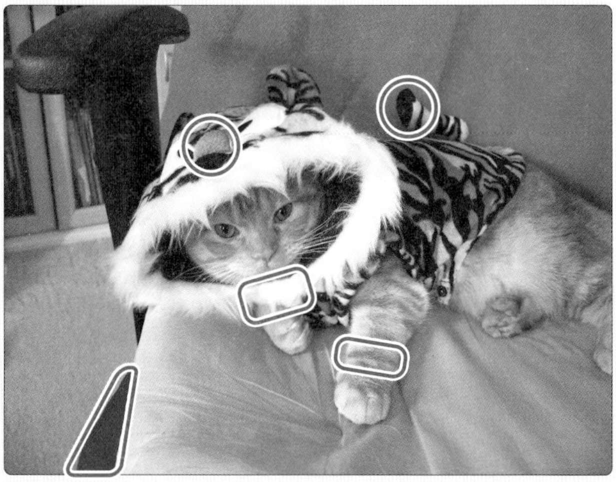

(52)気づいてねこ（P55）

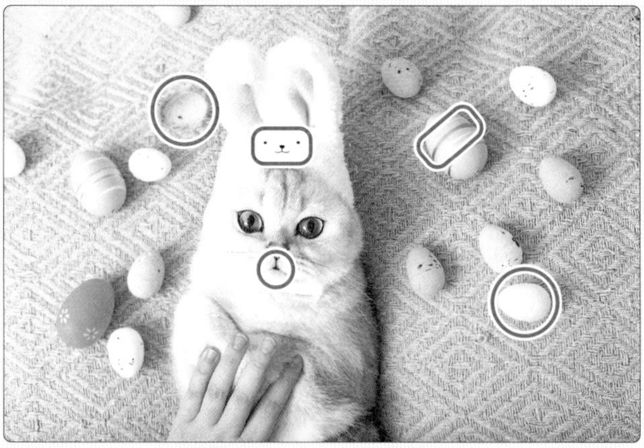

(53)ターゲット失敗ねこ（P56）

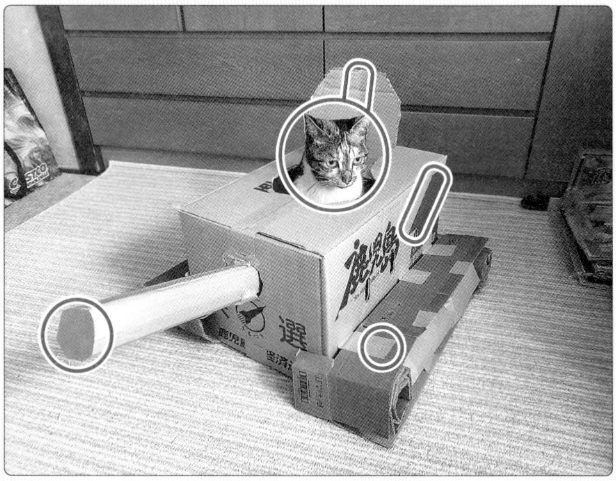

㊹不服ねこ（P57）

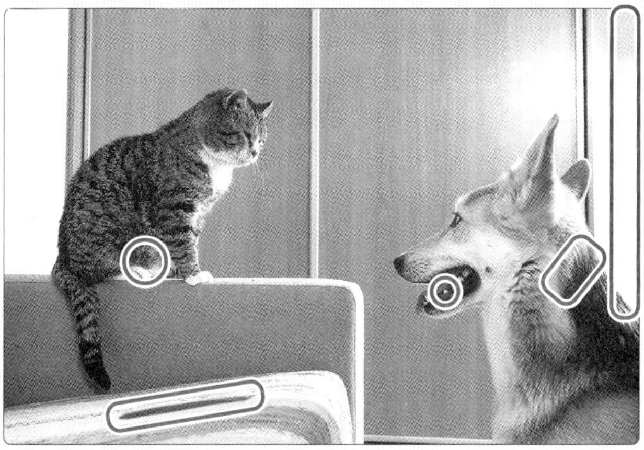

㊺テスト当日ねこ（P58）

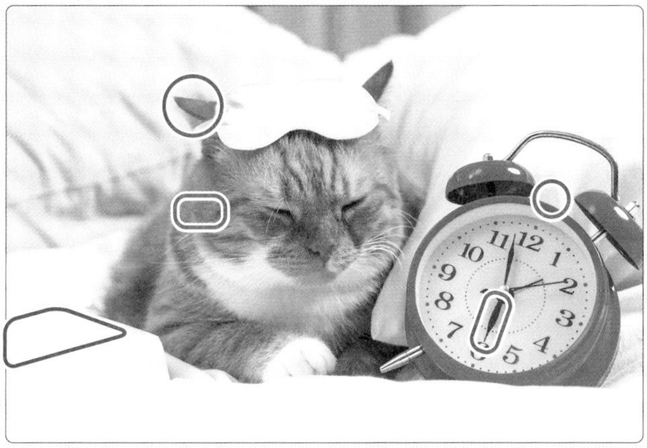

㊻かっこよすぎねこ（P59）

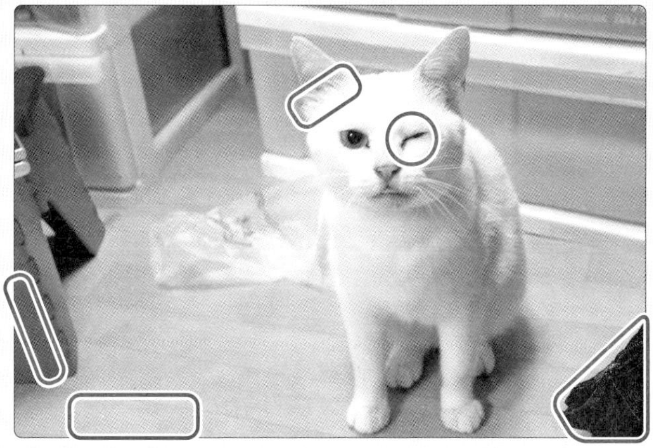

㊼幸せの青いねこ（P60）

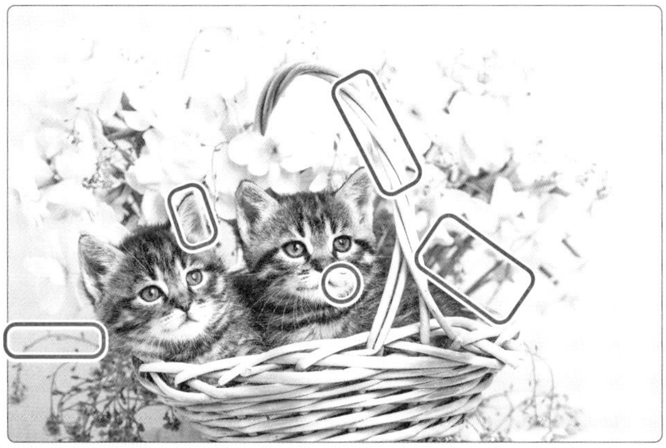

㊽くまねっこ（P61）

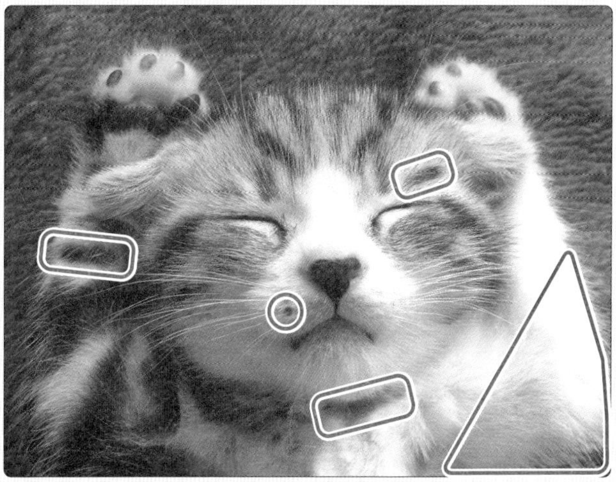

㊾わんにゃんタクシー（P62）

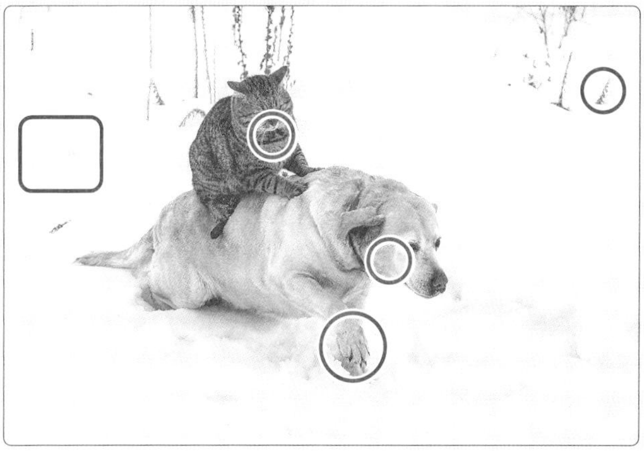

㊿読書ねこ（P63）

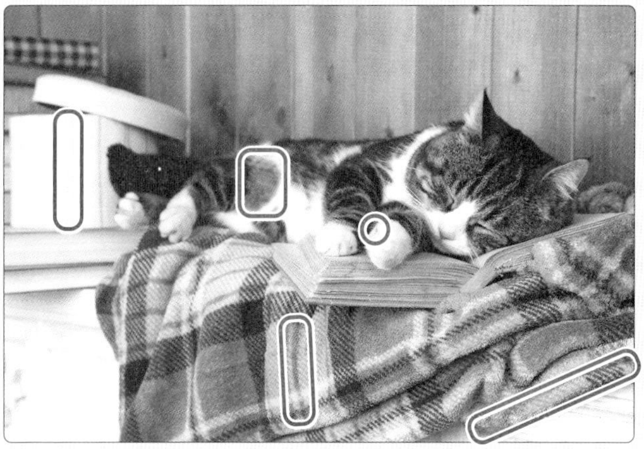

カバーの解答

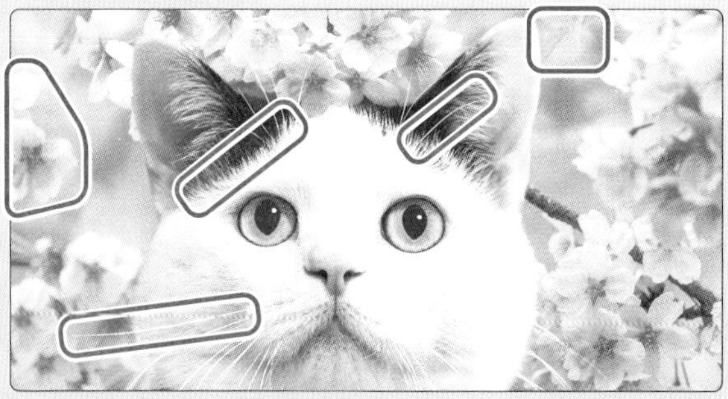

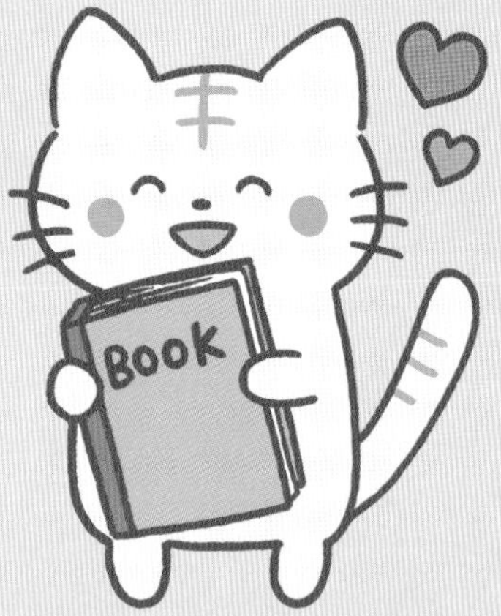

毎日脳活 スペシャル

にゃんと1分見るだけ！
記憶脳 瞬間強化

ねこのまちがいさがし ⑧

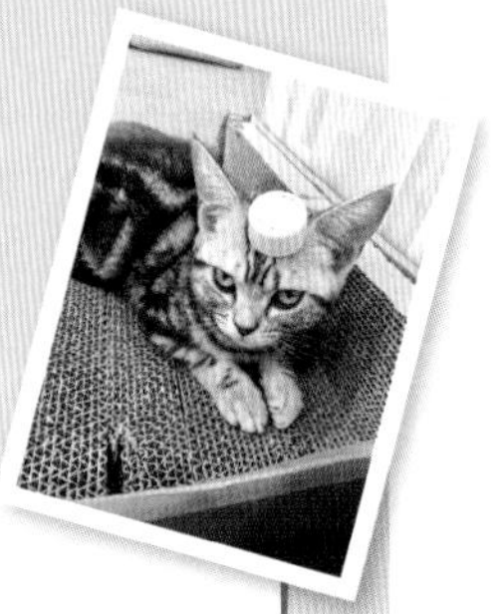

ねこの写真を大募集

『毎日脳活』編集部では、みなさまがお持ちの「ねこの魅力が伝わるかわいい写真」を大募集しています。お送りいただいた写真の中からよいものを選定し、本シリーズの「まちがいさがし」の題材として採用いたします。採用写真をお送りくださった方には薄謝を差し上げます。

送り先 neko@wks.jp

※応募は電子メールに限ります。

※お名前・年齢・ご住所・電話番号・メールアドレス・ねこの名前を明記のうえ、タイトルに「ねこの写真」と記してお送りください。

※なお、写真は、第三者の著作権・肖像権などいかなる権利も侵害しない電子データに限ります。

※写真のデータサイズが小さい、画像が粗い、画像が暗いなどの理由で掲載できない場合がございます。

ご応募をお待ちしております。

監修

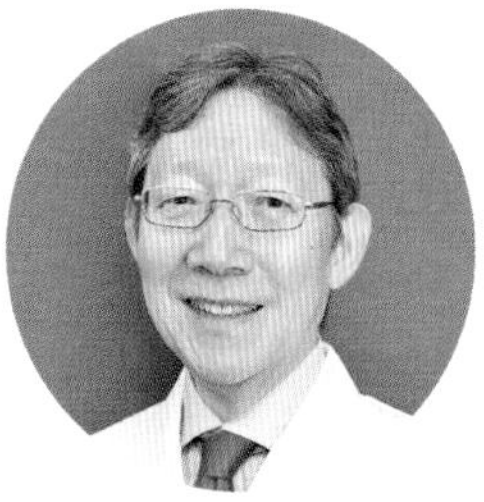

杏林大学名誉教授・医学博士
古賀良彦（こが よしひこ）

慶應義塾大学医学部卒業。杏林大学医学部精神神経科学教室主任教授を経て現職。
専門分野は精神障害の精神生理学的研究ならびに香りや食品が脳機能に与える効果の脳機能画像および脳波分析による研究。ぬり絵や折り紙、間違い探し、ゲームなどによる脳機能活性化についても造詣が深い。

編集人	飯塚晃敏
編集	株式会社わかさ出版　原 涼夏　谷村明彦
装丁	遠藤康子
本文デザイン	カラーズ
問題作成	飛倉啓司　吉野晴朗　プランニングコンテンツ・プラスワン
漫画	前田達彦
写真協力	PIXTA　Adobe Stock
発行人	山本周嗣
発行所	株式会社 文響社 ホームページ　https://bunkyosha.com お問い合わせ　info@bunkyosha.com
印刷	株式会社 光邦
製本	古宮製本株式会社

この本に関するご意見・ご感想をお寄せいただく場合は、
郵送またはメール（info@bunkyosha.com）にてお送りください。